糖尿病の新たな治療戦略

SGLT2阻害薬の適正使用を目指して

編集 柏木厚典

フジメディカル出版

序

　2型糖尿病の血糖管理は，2009年12月にDPP-4阻害薬が初めて発売されたのちに飛躍的に改善した．現在6種類の経口血糖降下薬が使用可能となっているが，現在でも経口血糖降下薬使用者での管理目標値HbA1c 7.0%未満の達成者は約50%程度である．さらに，血糖管理上の問題として現在増加している糖尿病患者の特徴は高齢化と肥満症で，医療機関に通院している患者のBMI 25kg/m^{2}以上の症例が40%以上となっている．すなわち血糖管理不十分だけでなく，心血管イベントの危険因子が集積した症例，動脈硬化性疾患や慢性腎臓病（CKD）を合併した症例が増加していることである．また，現在の糖尿病管理で最も大きな問題は，厳格な血糖管理に伴い低血糖と体重が増加することで，治療に伴ってこれらの病態を悪化させない治療薬の開発が望まれている．

　現在，低血糖を来さない薬剤としてはメトホルミン，α-グルコシダーゼ阻害薬，チアゾリジン誘導体，DPP-4阻害薬等があるが，糖尿病早期ではこれらを適切に選択して使用することが勧められている．特にメトホルミンは，世界的に増加している肥満を伴う2型糖尿病治療の第一選択薬となっている．しかし，これら薬剤でも大きく体重を減少するものはみられなかった．

　今年4月から発売されるSGLT2阻害薬は，腎近位尿細管S1セグメントの尿細管腔側上皮細胞膜に特異的に局在するNa$^+$/グルコーストランスポーター（Na$^+$/glucose co-transporter 2: SGLT2）を特異的に阻害する薬剤で，尿中にグルコースを排泄することにより，血糖低下効果を示すことが明らかとなった．単独では低血糖を起こさず，明らかな体重減少効果を認め，これまでの薬剤とは全く異なる作用機構で確実な血糖低下作用がみられる．また単独でも，他剤と併用しても同程度の血糖低下効果がみられ，血糖値が不良なほど血糖低下効果が大きいなどの特徴がある．

序

　本書では，今年中に発売が予定されている6種類のSGLT2阻害薬の化学構造，体内薬物動態，生体内代謝，臨床治験成績，臨床検査値の変動，考慮すべき副作用などに関して，その特徴を明らかにすることを目指した．本剤については，まだまだ長期の臨床試験成績の集積が少なく，今後に残された多くの課題があるが，予想される副作用を回避し，適切に使用することにより，減量効果とともに良好な血糖管理を達成する目的に，本剤が大きく貢献することを期待する．

2014年4月

滋賀医科大学医学部前附属病院長
草津総合病院理事長

柏木 厚典

執筆者一覧

●編 者

柏木　厚典　滋賀医科大学医学部前附属病院長
　　　　　　草津総合病院理事長

●執筆者＜執筆順＞

浅野知一郎　広島大学大学院医歯薬学保健学研究院 医化学教室教授

金井　好克　大阪大学大学院医学系研究科 生体システム薬理学教授

小野哲一郎　岡山大学大学院医歯薬学総合研究科 腎・免疫・内分泌代謝内科学

四方　賢一　岡山大学病院 新医療研究開発センター教授

宮塚　　健　順天堂大学大学院医学研究科 代謝内分泌内科学講座准教授

綿田　裕孝　順天堂大学大学院医学研究科 代謝内分泌内科学講座教授

柏木　厚典　滋賀医科大学医学部前附属病院長
　　　　　　草津総合病院理事長

清野　　裕　関西電力病院病院長

窪田　直人　東京大学大学院医学系研究科 糖尿病・代謝内科
　　　　　　東京大学医学部附属病院 病態栄養治療部准教授

小畑　淳史　東京大学大学院医学系研究科 糖尿病・代謝内科

門脇　　孝　東京大学大学院医学系研究科 糖尿病・代謝内科教授

根本　憲一　滋賀医科大学内科学講座 糖尿病・腎臓・神経内科特任助教

前川　　聡　滋賀医科大学内科学講座 糖尿病・腎臓・神経内科教授

稲垣　暢也　京都大学大学院医学研究科 糖尿病・内分泌・栄養内科学教授

川浪　大治　東京慈恵会医科大学 糖尿病・代謝・内分泌内科講師

宇都宮一典　東京慈恵会医科大学 糖尿病・代謝・内分泌内科主任教授

目次

  序 ………………………………………………………………………………… 2

1. 糖輸送体概論
   GLUTs，SGLTs の分子構造の比較，臓器局在と機能特性，
   糖輸送機構の違いについて ………………………………… 浅野 知一郎　6

2. SGLT2 の発見の歴史・経緯と腎尿細管糖再吸収機構 …… 金井 好克　14

3. 腎性糖尿の遺伝子異常と糖尿病における腎尿細管糖輸送体発現異常
   ………………………………………………………… 小野 哲一郎・四方 賢一　23

4. SGLT2 阻害薬の構造と機能 ……………………… 宮塚 健・綿田 裕孝　28

5. SGLT2 阻害薬の構造，生体内代謝，血中動態と臨床試験成績
   ①イプラグリフロジン ……………………………………… 柏木 厚典　33
   ②ルセオグリフロジン ……………………………………… 清野 裕　40
   ③トホグリフロジン ………………… 窪田 直人・小畑 淳史・門脇 孝　50
   ④ダパグリフロジン ………………………… 根本 憲一・前川 聡　56
   ⑤カナグリフロジン ………………………………………… 稲垣 暢也　63
   ⑥エンパグリフロジン ……………………… 川浪 大治・宇都宮 一典　68

6. SGLT2 阻害薬の安全性 ……………………………………… 柏木 厚典　77

7. SGLT2 阻害薬の作用と適正使用 ………………………… 門脇 孝　84

  索引 ……………………………………………………………………………… 92

糖輸送体概論
GLUTs, SGLTsの分子構造の比較，臓器局在と機能特性，糖輸送機構の違いについて

浅野 知一郎

はじめに

　細菌から哺乳類の細胞に至るまで，グルコースは最も一般的なエネルギー源として利用される．水溶性であるグルコースは脂質二重膜である細胞膜を通過できないため，糖輸送体（glucose transporter）と名付けられた膜蛋白を介して細胞内外へ移行することが可能となる．体内におけるグルコース濃度の恒常性の維持は，腸管での消化吸収や肝および全身での利用などにおける調和により成り立っている．

　細胞膜は脂質二重膜で構成され，グルコースに対して透過性を持たないため，糖輸送担体と呼ばれる膜蛋白が必要である．糖輸送体は大きく2つに分類され，細胞内外の濃度差に基づく促通拡散輸送を担う促通拡散糖輸送担体（glucose transporter: GLUT）とエネルギー依存性の能動輸送を行うNa$^+$/グルコーストランスポーター（sodium glucose co-transporter: SGLT）に大別される（図1，表1）．

1. GLUTsの糖輸送機構と分子構造

　促通拡散糖輸送担体（GLUT）はグルコース濃度に依存して，細胞内外のグルコース濃度が等しくなるように働くトランスポーターである．12回細胞膜を貫通する構造を持っており，そのN末端，C末端はいずれも細胞内に位置している．

　グルコースがGLUTの細胞外部位に結合すると，グルコースが細胞内結合部位に移動するようにGLUTは構造変化を起こす．また，逆に，細胞内に結合したグルコースは，GLUTの構造変化によって細胞外に移動するこ

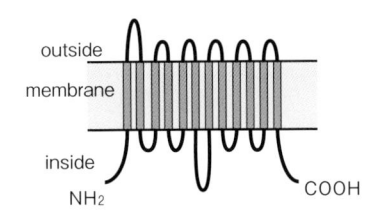

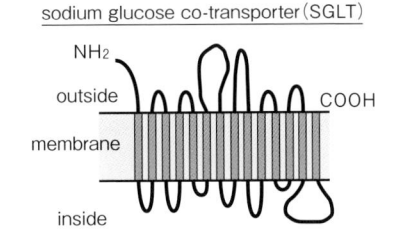

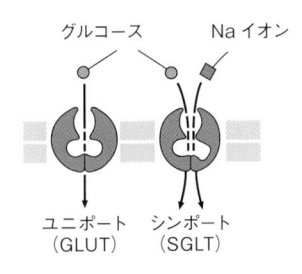

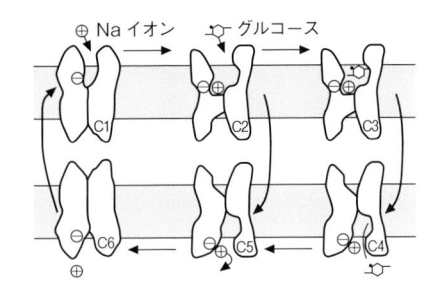

図1● 糖輸送担体の構造と輸送様式
2タイプのグルコーストランスポーター，GLUTとSGLTの構造（上）と輸送様式（下）

ともできる。このように，GLUTは細胞内，外にそれぞれ1カ所ずつグルコースに結合しうる部位を有しているが，両方にグルコースが同時に結合することはできない。すなわち，「洗濯バサミ」のように片側の結合部位が開いているときは，他方は閉じていることになる[1]。

このGLUTの構造変化にはエネルギーを必要とせず，グルコースは自由に細胞内外を移動することになる。12種類のアイソフォームのうち，半数はフルクトースを輸送するものである。

2. GLUTのアイソフォームと疾患との関連

GLUTは，1980年代にMuecklerら[2]によってGLUT1のクローニングが行われて以来，様々なアイソフォームが報告されてきた。GLUT6がpseudogeneであったり，重複する名前が存在したなどの理由から，2002年には新たに13種類のアイソフォームでの分類が提唱された[2]。

表1 糖輸送担体とその発現組織

名称	(旧名)	アミノ酸数	遺伝子名	主な発現組織
GLUT1		492	SLC2A1	全組織, 赤血球, 脳
GLUT2		524	SLC2A2	肝, 膵β細胞, 腎, 腸管
GLUT3		496	SLC2A3	神経細胞, 胎盤
GLUT4		509	SLC2A4	心筋, 骨格筋, 脂肪組織
GLUT5		501	SLC2A5	小腸, 腎, 精巣, 骨格筋
GLUT6	GLUT9	507	SLC2A6	脾臓, 白血球, 脳
GLUT7		524	SLC2A7	腸管, 精巣, 前立腺
GLUT8	GLUTX1	477	SLC2A8	精巣, 脳
GLUT9	GLUTX	540	SLC2A9	腎, 肝
GLUT10		541	SLC2A10	肝, 膵
GLUT11	GLUT10	496	SLC2A11	骨格筋, 心筋
GLUT12	GLUT8	617	SLC2A12	骨格筋, 脂肪組織, 小腸
HMIT		618	SLC2A13	脳
SGLT1		664	SLC5A1	小腸, 腎
SGLT2		672	SLC5A2	腎
SGLT3		659	SLC5A4	小腸, 骨格筋
SGLT4		681	SLC5A9	小腸, 肝, 腎, 胃, 肺
SGLT5		596	SLC5A10	腎
SGLT6		675	SLC5A11	腎, 脳, 脊髄, 小腸

　GLUT1はほとんどの細胞に発現しているが，癌細胞や胎児組織，赤血球に発現量が特に多く，グルコースに高い親和性を有しており，周囲のグルコース濃度が低い環境において，グルコースを効率よく取り込むことに貢献している。癌細胞はGLUT1の過剰発現によって正常細胞より大量のグルコースを取り込む性質があるので，ブドウ糖に近い化合物FDGを体内に注射し，その取り込み量で癌を発見するのがPET（Positron Emission Tomography）という検査である。

　GLUT2は肝臓や膵β細胞に特異的に存在している。高血糖状態では膵β細胞のGLUT2の発現が顕著に減少するので（肝臓では減少しない），グルコース濃度依存性のインスリン分泌に関与している可能性が推測されている。GLUT3は広い臓器分布を示すが，脳神経細胞での発現が高く，GLUT1と同様，高親和性のタイプである。

　GLUT4は，古くより糖尿病との関わりについて精力的に研究されてきた

アイソフォームである。これは，筋肉や脂肪細胞では，グルコースの代謝速度が細胞膜におけるグルコーストランスポーターの活性によって規定されているからである。GLUT4の最大の特徴は，通常時は細胞内の小胞に位置しており，インスリンや運動（筋肉収縮）刺激によって，速やかに細胞内の小胞から細胞膜上に移動することである[3]。この機構は，インスリンや運動による血糖の降下に大きな役割を果たしている。糖尿病の状態では，筋肉や脂肪細胞におけるインスリン抵抗性の糖取り込みが低下するが，これはGLUT4が細胞内から細胞膜上へ移動しにくくなることが原因である。

インスリンがどのようにしてGLUT4を細胞膜上へ移動させているかについては，phosphatidylinositol 3-kinase（PI3-キナーゼ）というリン脂質をリン酸化する酵素の活性化が必須であることが証明されている（図2）。PI3-キナーゼによって産生されたリン酸化リン脂質であるPI3,4,5-P_3はAktのPHドメインに結合し，308番目のセリンと473番目のスレオニンがPDKとmTORC2によりそれぞれリン酸化されることで，Aktが活性化され，GLUT4の細胞膜上への移動が誘導される。

一方，これに対して，運動刺激でもインスリン刺激と同様，GLUT4が細

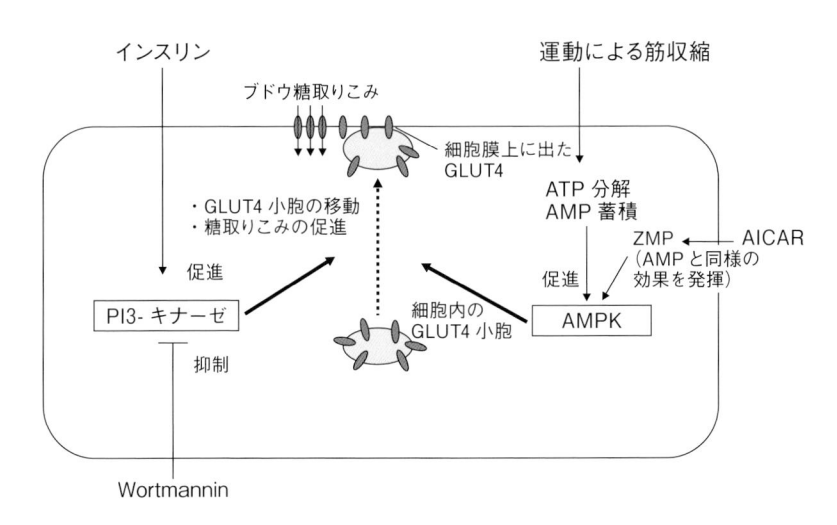

図2 GLUT 4によるグルコース取り込み

胞膜上へ移動することでグルコースの取り込みが増加するが，この過程にはPI3-キナーゼの活性化を介していない。節肉の収縮がGLUT4の細胞膜上への移動をもたらす機序には，AMP/ATP比の増加によって活性化される5'AMP-activated protein kinase（AMPK）の活性化が関与している。

GLUT5は501個のアミノ酸よりなり，フルクトースを輸送するトランスポーターである。小腸の絨毛組織で多く発現しており，食事による腸管からのフルクトースの吸収に関与している。腎，脳，精巣，骨格筋，脂肪組織にも低発現しているが，ヒトにおける生理的意義は明らかになっていない。小腸におけるGLUT5の発現は年齢とともに増加し，成人時に最大となる。また，GLUT5の発現はサーカディアンリズムにより調整される。その他のGLUTのアイソフォームに関しては，あまり研究されておらず，生理的な重要性が高くないと推測される。

3. SGLTsの糖輸送機構と分子構造

GLUTと比較すると，SGLTは特殊なタイプのトランスポーターである。細菌や酵母などには存在せず，哺乳類において特定の細胞のみに発現している。SGLTの存在意義は，小腸からのグルコース吸収や尿細管におけるグルコースの再吸収にほぼ限定される。仮に，腸管にGLUTしか存在しなければ，腸管内腔と血液中のグルコース濃度は等しくなってしまうことが理解できるであろう。これでは，腸管からグルコースを取り組むことができなくなるため，腸管細胞の内腔側にはSGLTが存在しているのである。

SGLTもGLUTと同様，構造変化をもたらすことで細胞外部分に結合したグルコースを細胞内に移動させる。ただし，SGLTの場合は，細胞外にグルコースに加えナトリウムイオン（Na^+）も結合し，SGLTの構造変化によって両者とも細胞内に移動するという違いがある。つまりGLUTはユニポート，SGLTはグルコースとNa^+のシンポートの機能を有している（図1）。このSGLTのシステムでは，グルコースとNa^+の両方が存在している側から他方へと輸送が行われる。腸管内腔では両者が存在しているが，細胞内ではNa^+は低く保たれているため，細胞外から細胞内への輸送は行われるが，逆方向への輸送はほとんど行われないことになる。

4. SGLTのアイソフォーム

　SGLTファミリーは現在6種類が知られている（表1）。14回膜貫通構造を有しており，ナトリウムの濃度依存性に基質を輸送する。ナトリウム濃度勾配を作る際にNa^+-K^+ATPaseを利用しエネルギーを必要とするため，SGLTによる基質の輸送は二次的能動輸送と考えられている。小腸における糖質の輸送には，SGLT1が関与する。

　SGLT1は，1987年にHedigerら[4]によりクローニングされた，664個のアミノ酸からなる分子量73kDaの膜蛋白である。主に小腸の刷子縁膜に認められ，腎臓の近位尿細管や心臓にもわずかに認められる。グルコースに高親和性であり，2つのNa^+と共役してグルコースおよびガラクトースの輸送を行う。バソプレッシンやGLP-2などのホルモンにより，調節を受けることも明らかにされている。糖尿病患者では，健常者と比較して，小腸刷子縁膜におけるSGLT1およびGLUT5蛋白の発現が約4倍増加し，刷子縁膜における二糖類分解酵素の発現や構造蛋白の発現が増加していることが報告されている。このことから，刷子縁膜におけるグルコーストランスポーターの発現増加により，糖尿病患者では，グルコースやフルクトースの小腸での吸収が増加していることが考えられている。

　SGLT2は，腎近位尿細管に発現を認め，SGLT1と約60%の相同性を有する[5]。SGLT2は1つのNa^+と共役してグルコースの輸送を行う。糸球体で濾過されたグルコースの大部分の再吸収が，このグルコーストランスポーターを介していると考えられている。

5. 腸管でのSGLTとGLUTを介するグルコース取り込み

　我々は，食物を摂取し，それを消化吸収することで生命を維持している。糖質に関しては，口腔内での咀嚼および唾液腺アミラーゼによる化学的消化を受け，食道，胃を通過し，十二指腸において，膵アミラーゼにより二糖類にまで分解される。二糖類は，小腸の刷子縁膜にある二糖類分解酵素により単糖類へと分解され，刷子縁膜に存在する糖輸送担体によって吸収上皮細胞内へと輸送される。グルコースおよびガラクトースの輸送にはSGLT1，またフルクトースの輸送にはGLUT5が働く。細胞内に取り入れ

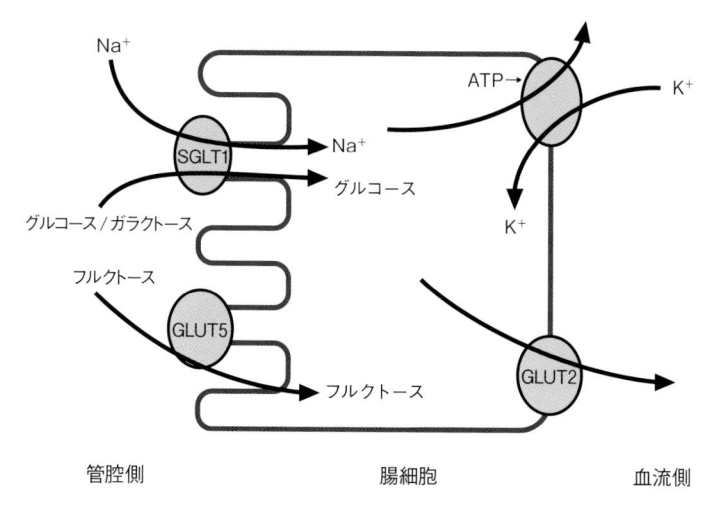

図3 小腸における糖輸送担体による糖質の輸送

られた単糖類は，細胞内輸送により基底膜まで運ばれ，GLUT2により血管内へと輸送される（図3）。

この機構は腎尿細管でも類似しているが，これについては次項目を参照されたい。

おわりに

糖尿病の分野では，インスリン反応性のGLUTであるGLUT4に関する研究が20年以上前より盛んに行われてきた。しかし，このたびのグルコーストランスポーターをターゲットとした糖尿病治療薬はGLUT4に対するものではなく，SGLTを標的とするものであった。これは，まさに発想の転換によるものである。糖輸送体はアイソフォームが多く，今後も種々の治療薬のターゲットとなる可能性が秘められている。

●参考文献

1) Oka Y et al: C-terminal truncated glucose transporter is locked into an inward-facing form without transport activity. Nature 345(6275): 550-553, 1990
2) Mueckler M et al: Sequence and structure of a human glucose transporter. Science 229(4717): 941-945, 1985
3) Klip A: The many ways to regulate glucose transporter 4. Appl Physiol Nutr Metab 34(3): 481-487, 2009
4) Hediger MA et al: Assignment of the human intestinal Na$^+$/glucose cotransporter gene (SGLT1) to the q11.2 → qter region of chromosome 22. Genomics 4(3): 297-300, 1989
5) You G et al: Molecular characteristics of Na(+)-coupled glucose transporters in adult and embryonic rat kidney. J Biol Chem 270(49): 29365-29371, 1995

SGLT2の発見の歴史・経緯と腎尿細管糖再吸収機構

金井 好克

はじめに

　糖尿病における高血糖状態形成に関わる要因として，インスリン分泌能の低下，糖新生の亢進，骨格筋等での糖取り込みの低下に加えて，近年多くの因子が明らかになってきているが，腎臓での糖再吸収もその1つである[1]。腎臓の糸球体で濾過されたグルコースは，近位尿細管でほぼ完全に再吸収され，健常人では尿中にはほとんど出現しない（図1）。このグルコース再吸収は，尿細管上皮細胞を経由してグルコースが血管側へ移行することにより行われるが，その過程で，グルコースは尿細管上皮細胞の管腔側の細胞膜（管腔膜）と血管側の細胞膜（側底膜）を通過しなければならない。管腔膜のグルコースの取り込みを担うのが，グルコースをNa^+とともに輸送するNa^+/グルコーストランスポーター（SGLT: Na^+/glucose co-transporter）であり，側底膜のグルコースの出口となるが，グルコースを単独で輸送する促通拡散型グルコーストランスポーター（GLUT: facilitated glucose transporter）である（図2）[2]。SGLTが，細胞膜を介するNa^+の急峻な電気化学的勾配を利用して，尿細管腔内液のグルコースを濃度勾配に逆らって尿細管上皮細胞内へと取り込み，側底膜のGLUTが，濃度勾配に従ってグルコースを血管側へと移行させることで，グルコースの再吸収すなわちグルコースの一方向性の輸送を可能にしている（図2）。

　糸球体で濾過されたグルコースは，近位尿細管の前半部（近位曲尿細管；S1-S2分節）にある低親和性で輸送能の大きい（低親和性/高容量 low-affinity/high-capacity）取り込み機構により約90%が再吸収され，残りの約10%が，近位尿細管の後半部（近位直尿細管；S2-S3分節）の高親和性で

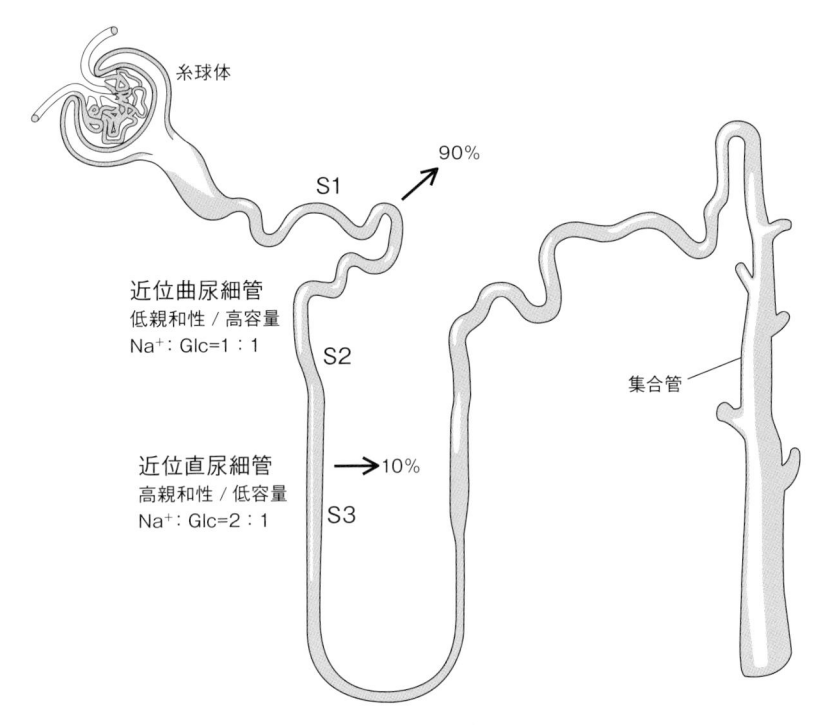

図1 腎近位尿細管のグルコースの再吸収機構

糸球体濾過されたグルコースの約90％が近位曲尿細管（S1-S2分節）で再吸収されるが，ここには1個のNa$^+$と共役する低親和性で高容量のグルコース再吸収機構がある。SGLT2がこれを担っている。これに対して，近位直尿細管（S2-S3分節）では，糸球体濾過されたグルコースの約10％が再吸収されるが，ここには2個のNa$^+$と共役する高親和性で低容量の再吸収機構があり，SGLT1がこれを担う。　　　　（文献3より改変引用）

輸送能の小さい（高親和性／低容量 high-affinity/low-capacity）取り込み機構により再吸収される[2]（図1）。前者はSGLT2により，後者はSGLT1によって担われている[2]。SGLT2阻害薬は，この腎尿細管の主要なグルコース再吸収機構を阻害し，尿糖を増加させることにより血糖を低下させ，糖毒性を軽減するというコンセプトで開発されている[3]。

1. 2つのグルコース再吸収機構

　近位尿細管に2つの糖再吸収機構が存在することは，生理学で古くから

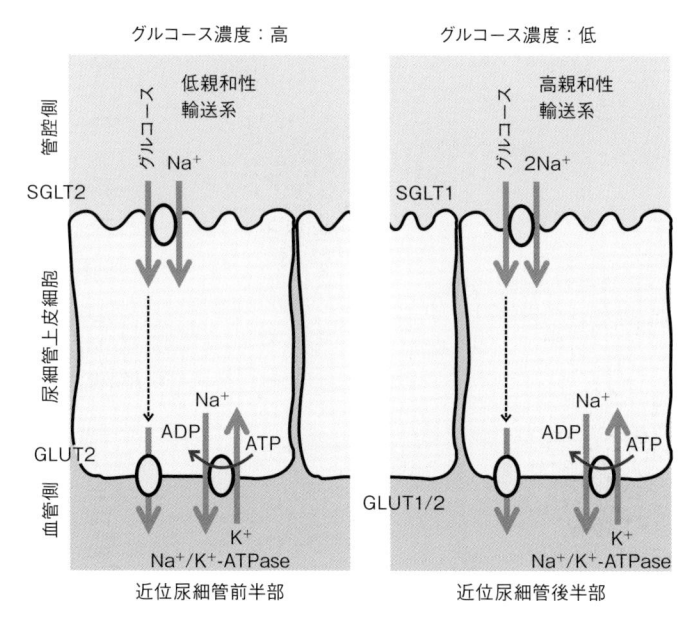

図2 腎近位尿細管上皮のグルコーストランスポーター

近位尿細管前半部（近位曲尿細管）の尿細管上皮細胞の管腔膜には，低親和性で1個のNa$^+$と共役するSGLT2，側底膜には受動輸送を行うGLUT2がある。近位尿細管後半部（近位直尿細管）の尿細管上皮細胞には，管腔膜に高親和性で2個のNa$^+$と共役するSGLT1，側底膜には受動輸送を行うGLUT1およびGLUT2がある。

知られていた。

　腎尿細管を腎表面から微小穿刺し，尿細管内液のグルコース濃度を測定すると，近位尿細管の前半部で急速にグルコース濃度が低下する[4]。すなわちこの部分で急速にグルコースの取り込みが行われていることになる。続いて腎から単離した近位尿細管を微小還流する実験や分離調整した腎近位尿細管の管腔膜を用いた輸送実験が行われ，既に述べたように近位尿細管の前半部に低親和性で高容量の取り込み機構があり，その下流に高親和性で低容量の取り込み機構が存在することが明らかになった[5,6]。これに対して，同様にグルコースの吸収を行う小腸の取り込み機構は単一であり，腎尿細管の高親和性取り込み機構に相当するものであると考えられていた[2]。

2. SGLT2の発見の経緯

　SGLTの分子実体の解明は，まず小腸でのSGLT1の発見という形でなされた[7]。SGLT1は，高親和性のトランスポーターであり，SGLTの特異基質として知られるα-メチルグルコースに加えて，D-グルコース，D-ガラクトースを輸送し，SGLTの特異的阻害薬として知られるフロリジンによって抑制された[2,7]。SGLT1は，1分子のグルコースの輸送に2個のNa$^+$を必要とするNa$^+$依存性トランスポーターであった[2]。SGLT1は，小腸吸収上皮の管腔膜に存在するとともに，腎にも発現する。腎では，近位直尿細管（特にS3分節）に限局して存在し，腎でのグルコース再吸収に寄与していることが示唆された[8,9]（図1）。SGLT1の遺伝子変異は，グルコース/ガラクトース吸収不全症となるが[10]，この疾患では，小腸でのグルコースおよびガラクトースの吸収障害とともに通常軽度の腎性糖尿を伴う。これは腎近位尿細管でのSGLT1の役割を反映したものであり，SGLT1が近位直尿細管の高親和性/低容量の取り込み機構の実体であることに確証を与えた。

　SGLT1が近位直尿細管の高親和性/低容量取り込み機構を担うことが明らかになると，分子同定の次の対象はグルコース糸球体濾過量の90％の再吸収を担う近位曲尿細管の低親和性/高容量取り込み機構となる。その分子実体は，SGLT1と類似構造を持つトランスポーターを腎臓で探索することにより見出され，SGLT2と名付けられた[11]。SGLT2は，低親和性でフロリジンにより抑制されるが，SGLT1とは異なりガラクトースは輸送しない。グルコースの輸送にNa$^+$を必要とすることはSGLT1と同様であるが，SGLT2のNa$^+$とグルコースの共役比は1：1であり，この点でもSGLT1とは異なっていた[11]。SGLT2の発現は腎特異的であり，近位曲尿細管（特にS1分節）に限局して発現することが確認された[9,11]。

3. SGLT2のグルコース再吸収における役割

　SGLT2は，以上のように，腎近位曲尿細管に特異的に発現し，その基質選択性，親和性，組織分布，Na$^+$との共役比など，生理学で知られていた近位曲尿細管の低親和性/高容量取り込み機構の性質を備えたものであった[11]。実際，その糖再吸収における意義が確認されたのは，家族性腎性糖尿で

SGLT2遺伝子変異が見出されたことによる[12]。腎性糖尿は腎の糖排泄閾値が低下した状態であり，SGLT1，SGLT2いずれの変異によっても生じる。SGLT1の変異によるものは，グルコース/ガラクトース吸収不全症に伴うものであるが[10]，SGLT2の変異によるものは，腎性糖尿のみを症状とし，通常それ以外の臨床症状はない[2,12]。このことは，阻害薬によってSGLT2を抑制しても大きな副作用は生じないであろうことを示唆するものであり，SGLT2を阻害する薬剤の開発を後押しすることになった[3]。

さらに，SGLT2が高容量の取り込み機構を担うことと矛盾せず，SGLT2ノックアウトマウスで腎性糖尿が出現するが，SGLT1ノックアウトマウスに比べて多くグルコースが尿中に排泄される[13,14]（図3）。また尿細管の微小穿刺による検討から，SGLT2ノックアウトマウスでは近位尿細管前半部でのグルコース再吸収がほとんど行われていないことが示され，SGLT2が近位尿細管前半部のグルコース取り込みを担う主要なトランスポーターすなわち低親和性/高容量再吸収機構の分子実体であることに最終的な確証が

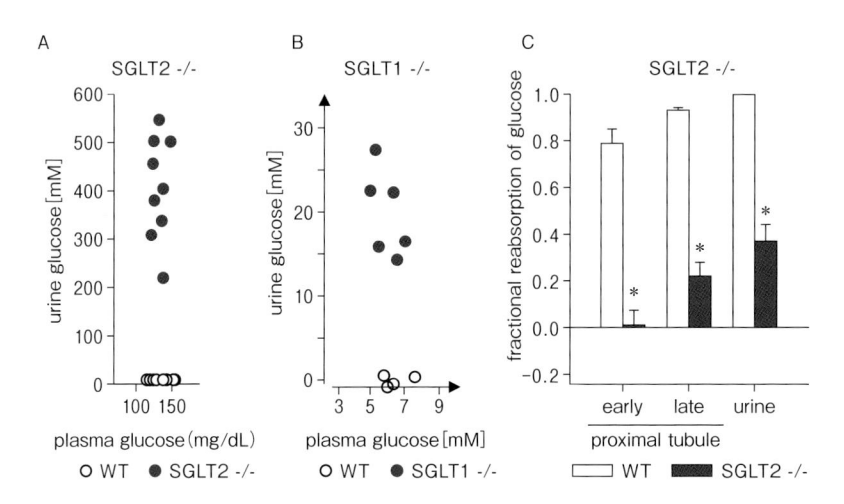

図3●　SGLTノックアウトマウスにおける尿細管グルコース再吸収能
SGLT2ノックアウトマウス（A），SGLT1ノックアウトマウス（B）ともに尿中にグルコースが排出される。微小穿刺法で評価したグルコース再吸収能は，SGLT2ノックアウトマウスでは，近位尿細管前半部で完全に消失していた（C）。WT：野生型
(A, Cは文献13, Bは文献14より改変引用)

与えられた[13,14]（図3）。

4. 二段構えの再吸収機構

　SGLTは，グルコースの取り込みにNa^+を必要とするが，グルコース輸送とNa^+輸送を共役させることにより，Na^+勾配を利用してグルコースをその濃度勾配に逆らって輸送する（図2）[2]。Na^+は，細胞外に対して細胞内に低濃度に維持され，また電気的にも細胞外に対して細胞内は負の電位を持つため，Na^+は濃度的にも，また電気的にも細胞の外から内へ向かった急峻な勾配を持つ。SGLTは，Na^+の輸送とグルコース輸送を共役させることで，細胞膜を介するNa^+の電気化学的勾配（濃度勾配と電気的勾配を総合したもの）をグルコース輸送の駆動力として利用することができ，尿細管腔内液のグルコースを濃度勾配に逆らって尿細管上皮細胞内へと取り込むことができる[2]。すなわち，SGLTは，Na^+の電気化学的勾配として蓄えられたエネルギーを利用して，グルコースを能動的に輸送するものである。Na^+の電気化学的勾配は，側底膜のNa^+ポンプ（Na^+/K^+ ATPase）によってATPを消費して形成されるため，SGLTは直接ATPを消費しているわけではないが，間接的にATP消費に依存していることになる。このような輸送は二次性能動輸送と呼ばれる[15]。

　以上のように，SGLTはNa^+勾配を駆動力とするため，2個のNa^+と共役するSGLT1の方が，1個のNa^+と共役するSGLT2より，よりパワーが強く，より大きな濃度差に逆らってグルコースを輸送することができる（図2）。トランスポーターにおいては，トランスポーターが溶質を細胞内に取り込むことで細胞内濃度を細胞外に対してどれだけ高くできるか（「濃縮能力」）を指標としてトランスポーターのパワーを評価する[15,16]。実際，SGLT2の濃縮能力は約140であり，細胞外に対して細胞内が140倍の濃度になるまでグルコースを取り込むことができる[15]。これに対して，SGLT1は，2個のNa^+と共役するため濃縮能力は140^2（$=\sim20{,}000$）であり，細胞外が細胞内に対して1/20,000程度の低濃度であっても，グルコースを取り込むことができる非常にパワーの強いトランスポーターである[15]。このSGLT1が，尿細管腔のグルコース濃度が低くなる近位直尿細管の管腔膜にあるため，管腔膜を介する大きなグルコース濃度差に逆らって，尿細管腔から上皮細胞

内にグルコースを完全に再吸収することが可能となっている。

　SGLT2は，SGLT1と比較するとパワーの弱いトランスポーターではあるが，1個のNa$^+$と共役することの利点もある。SGLTによって細胞内に取り込まれたNa$^+$は，既に述べたようにNa$^+$ポンプがATPを消費して細胞外へ汲み出さないとならないため，1分子のグルコースの取り込みに対して2個のNa$^+$が流入するSGLT1と比べて，SGLT2は少ないエネルギー消費でグルコースを取り込めることになる[15]（図2）。腎尿細管では，このいわば経済的なトランスポーターであるSGLT2によって，糸球体で濾過されたグルコースの90%が取り込まれ，SGLT2が取りこぼしたグルコースは，グルコース1分子あたりの取り込みに対してより多くのエネルギーを消費することになるとしても，より濃縮能力の高いSGLT1を用いて完全に再吸収される。近位尿細管では，このような尿細管の長軸に沿って形成された二段構えの再吸収機構により，糸球体で濾過されたグルコースは，完璧にしかもエネルギー消費を最小限に抑えた形で再吸収される[2]（図1）。

　近位尿細管に2つのグルコース再吸収機構がタンデムに並んでいることは，SGLT2阻害薬の作用を考える際にも重要である。近位尿細管のグルコース再吸収機構には大きな予備能があり，正常血糖では，SGLT2は約50%，SGLT1は約15%のみがグルコース再吸収に寄与していると想定される[17]。SGLT2阻害薬によりSGLT2を完全に阻害した場合，その下流にあって高い予備能を持つSGLT1が総動員されることで，糸球体濾過されたグルコースの約2/3を再吸収することができる[17]。このことによって，グルコース糸球体濾過量の90%の再吸収を担うSGLT2を完全に阻害しても，尿中に排出されるグルコースは，糸球体濾過量のたかだか30～50%程度であることが説明される。SGLT2阻害薬は，低血糖状態を起こしにくいことが知られているが，阻害薬投与時に生じる糖新生の亢進とともに，SGLT1が総動員されることで一定量のグルコース再吸収が確保されることもその一因と考えられている[17,18]。

おわりに

　本項では，SGLT2発見の経緯と腎臓のグルコース再吸収機構について概説した。新しい作用機序の糖尿病治療薬として期待されているSGLT2阻害

薬は，腎近位尿細管の主要なグルコース再吸収を選択的に阻害し，SGLT2変異による家族性腎性糖尿と類似の状態を形成させる。過剰なグルコースを尿中に捨てることで，インスリンに依存せずに血糖値を下げ，糖毒性を軽減しようとするものである[3]。SGLT2を抑制することが結果的には膵βオ細胞保護に繋がることは，初期のSGLT阻害薬を用いた検討や，SGLT2をノックアウトした2型糖尿病マウスを用いた検討で明らかにされている[19,20]。

SGLT2は，Na^+共役トランスポーターであるため，その阻害薬により尿糖排泄が増加するとともにNa^+喪失が生じそれに伴う電解質異常が懸念されたところではあるが，臨床試験での重篤な変化は少なく，動物実験においても，SGLT2ノックアウトマウスの血漿Na^+，K^+に変動はなく，2型糖尿病モデルマウスにSGLT2阻害薬を投与した検討でも，阻害薬により尿糖排泄が大きく上昇したにもかかわらず，尿中Na^+排泄の上昇は観察されなかった[3,13,21]。おそらく遠位側の尿細管によりNa^+再吸収が代償されたものと考えられている。

腎尿細管におけるグルコースの再吸収は，生理学の古典であり，古くから多くの研究が積み上げられ，その分子実体解明により一段落したかに見えたが，SGLT2阻害薬の出現により現在多くの未解明の課題が浮き彫りにされてきている。これを契機に糖再吸収の生理学も新局面を迎えるものと期待される。

●参考文献

1) Tahrani AA et al: Management of type 2 diabetes: new and future developments in treatment. Lancet 378(9786): 182-197, 2011
2) Wright EM et al: Biology of human sodium glucose transporters. Physiol Rev 91(2): 733-794, 2011
3) Bailey CJ: Renal glucose reabsorption inhibitors to treat diabetes. Trends Pharmacol Sci 32(2): 63-71, 2011
4) Rector FC Jr: Sodium, bicarbonate, and chloride absorption by the proximal tubule. Am J Physiol 244(5): F461-F471, 1983
5) Barfuss DW, Schafer JA: Differences in active and passive glucose transport along the proximal nephron. Am J Physiol 241(3): F322-F332, 1981
6) Turner RJ, Moran A: Heterogeneity of sodium-dependent D-glucose transport sites along the proximal tubule: evidence from vesicle studies. Am J Physiol 242(4): F406-F414, 1982
7) Hediger MA et al: Expression cloning and cDNA sequencing of the Na^+/glucose co-transporter. Nature 330(6146): 379-381, 1987

8) Lee WS et al: The high affinity Na$^+$/glucose cotransporter: Re-evalution of function and tissue distribution of expression. J Biol Chem 269(16): 12032-12039, 1994
9) You G et al: Molecular characterization of Na$^+$-coupled glucose transporters in adult and embryonic rat kidney. J Biol Chem 270(49): 29365-29371, 1995
10) Turk E et al: Glucose/galactose malabsorption caused by a defect in the Na$^+$/glucose cotransporter. Nature 350(6316): 354-356, 1991
11) Kanai Y et al: The human kidney low affinity Na$^+$/glucose cotransporter SGLT2. Delineation of the major renal reabsorptive mechanism for D-glucose. J Clin Invest 93(1): 397-404, 1994
12) van den Heuvel LP et al: Autosomal recessive renal glucosuria attributable to a mutation in the sodium glucose cotransporter (SGLT2). Hum Genet 111(6): 544-547, 2002
13) Vallon V et al: SGLT2 mediates glucose reabsorption in the early proximal tubule. J Am Soc Nephrol 22(1): 104-112, 2011
14) Gorboulev V et al: Na$^+$-D-glucose cotransporter SGLT1 is pivotal for intestinal glucose absorption and glucose-dependent incretin secretion. Diabetes 61(1): 187-196, 2012
15) 金井好克：栄養素トランスポーター：その研究の進展と今後の課題．栄養・食品機能とトランスポーター（日本栄養・食糧学会監修，竹谷豊ほか編），建帛社, 2011, pp1-18
16) 金井好克：総論．トランスポートソームの世界―膜輸送研究の源流から未来へ―（金井好克ほか編），京都廣川書店, 2011, pp1-10
17) Abdul-Ghani MA et al: Novel hypothesis to explain why SGLT2 inhibitors inhibit only 30-50% of filtered glucose load in humans. Diabetes 62(10): 3324-3328, 2013
18) Cefalu WT: Paradoxical insights into whole body metabolic adaptations following SGLT2 inhibition. J Clin Invest 124(2): 485-487, 2014
19) Jurczak MJ et al: SGLT2 deletion improves glucose homeostasis and preserves pancreatic beta-cell function. Diabetes 60(3): 890-898, 2011
20) Arakawa K et al: Improved diabetic syndrome in C57BL/KsJ-db/db mice by oral administration of the Na$^+$-glucose cotransporter inhibitor T-1095. Br J Pharmacol 132(2): 578-586, 2001
21) Tsujihara K et al: Na$^+$-glucose cotransporter (SGLT) inhibitors as antidiabetic agents. 4. Synthesis and pharmacological properties of 4'-dehydroxyphlorizin derivatives substituted on the B ring. J Med Chem 42(26): 5311-5324, 1999

腎性糖尿の遺伝子異常と糖尿病における腎尿細管糖輸送体発現異常

小野 哲一郎　　四方 賢一

1. 腎性糖尿の遺伝子異常

　腎性尿糖は，高血糖を伴わない尿中のグルコースであり，グルコース輸送における遺伝性の単独欠損に起因するか，またはその他の尿細管障害と併発するものである。

　正常な血漿グルコース濃度（70〜100mg/dL）では，濾過されたグルコースはすべて再吸収されるため，尿中へは排泄されないものである。しかし，特殊な状況下では尿糖（尿中へのグルコースの排泄）が起こることもある。

　尿糖の原因は図1のグルコース滴定曲線を参照することで最もよく理解することができる[1,2]。グルコース滴定曲線は，グルコースを投与し血漿中グルコース濃度を上昇させたときの再吸収量を測定した実験に基づいて得られたものである。グルコースは糸球体毛細血管を自由に通過するため，濾過量は糸球体濾過量×血漿グルコース濃度で求められる。そのため，血漿グルコース濃度が増加するにつれ濾過量も直線的に増加していく。血漿グルコース濃度が200mg/dL未満であれば，SGLT（sodium glucose co-transporter）が豊富に存在するため，濾過されたすべてのグルコースを再吸収できる。しかし，SGLTの数に限りがあるため，血漿グルコース濃度が200mg/dL以上になれば，いくらかが再吸収できなくなり再吸収曲線が曲がる。さらに血漿グルコース濃度が350mg/dL以上になれば，SGLT2は完全に飽和してしまうため，再吸収曲線は最大値であるT_m（グルコース最大輸送量）で平坦になる。上記の機序で再吸収しきれなくなったグルコースが尿糖として排泄されるが，SGLT2のグルコース親和性が低いことや個々のネフロンのT_mにばらつきがあることで，実際にはT_mに達する前に

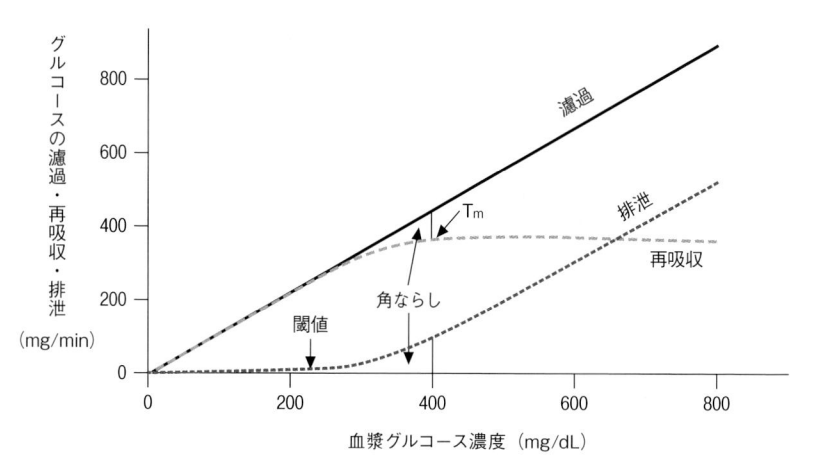

図1 ● グルコース滴定曲線

グルコースの糸球体濾過量，尿細管再吸収量，尿中排泄量を血漿グルコース濃度の関数として表している。T_m（グルコース最大輸送量）は，単位時間に尿細管で再吸収できるグルコースの最大量である。グルコース閾値は，尿中に初めてグルコースが出現する血漿グルコース濃度である。
角ならしは，尿細管再吸収量が飽和に達しつつあるが，完全には到達していない滴定曲線の部分である。これにより，尿細管再吸収量が T_m の値で平らになる前にグルコースが尿中に排泄されることとなる。

(文献1，2より引用)

尿糖が出現する。これを角ならしと呼ぶ。

　腎性尿糖は，家族性腎性糖尿病では腎機能のその他の異常を伴わずに尿糖を呈する。また，腎性尿糖は近位尿細管の広汎な機能欠損の一部として起こる場合がある。腎性尿糖は，種々の全身性障害に併発することがあり，それらはファンコニー症候群，シスチン症，ウィルソン病，遺伝性チロシン血症，眼脳腎症候群（ロー症候群）である。

　病態は以下の3点が考えられる。

　①コントロール不良糖尿病では，インスリンの作用不足によって血漿グルコース濃度は異常に高い濃度に上昇し，結果として尿糖が生じる。この状態では，グルコースの濾過量が再吸収量を超えることにより（血漿グルコース濃度が尿細管最大輸送量よりも高い），グルコースが尿中に排泄される。

②妊娠では糸球体濾過量が増加し、グルコース負荷量が再吸収能力の閾値程度まで増加するため尿糖が生じる。

③腎性糖尿病を来す先天的なSGLT遺伝子異常には、T_mの減少をもたらすものがあり、血漿グルコース濃度が正常でも尿中へのブドウ糖排泄を引き起こすことで尿糖が生じる。SGLT2の遺伝子（SLC5A2）変異によりT_mが低下することと、SGLTとグルコースの親和性が低下することで、常染色体劣性の腎性糖尿病が起こる。これらの患者では、1日当たり100g以上のグルコースが尿糖として排泄されるが、肝臓での糖新生の亢進により代償され、血中グルコース濃度は正常に保たれる[3]。

2. 糖尿病における腎尿細管糖輸送体発現異常

SGLT2がアロキサン誘導糖尿病ラットで増加し[4]、GLUT（glucose transporter）2がストレプトゾトシン誘発糖尿病ラットで増加する[5,6]ことが示されているように、過去20年にわたり、動物モデルにより糖尿病における腎尿細管糖輸送体機能の解明が進んできた。しかし、糖尿病患者から腎細胞を採取し糖輸送体機能を研究することは、侵襲的な腎生検で尿細管細胞を採取していたため困難であった。

Rahmouneらが初めてヒトの尿から特定の腎尿細管細胞の培養を行うことで、糖尿病患者における高血糖環境では、健常者のものと比較してSGLT2やGLUT2のmRNAや蛋白の発現が高血糖を代償するように著明に増加していること、それに伴いグルコース取り込みの増加がみられると報告した（図2-4）[7]。そのためSGLT輸送系を阻害することで尿細管のグルコース再吸収閾値を下げ、尿糖排泄量を増加させることで高血糖の是正につながると考えられてきた。

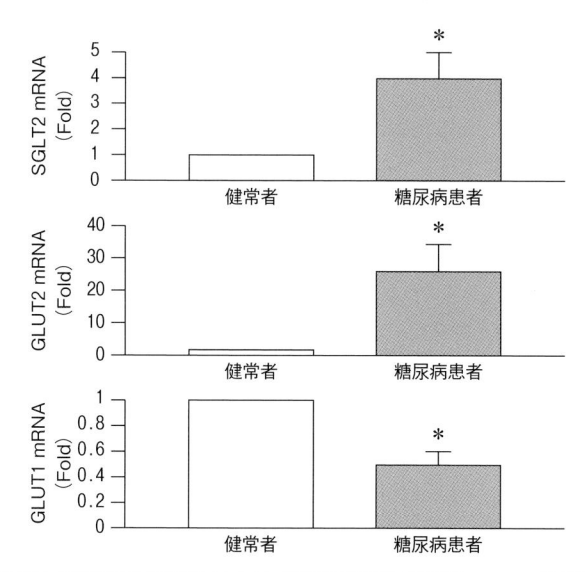

図2 健常者と2型糖尿病患者における腎尿細管糖輸送体mRNA発現数の比較
上：2型糖尿病患者の近位尿細管上皮細胞におけるSGLT2のmRNA発現は，健常者と比較すると有意な増加を認める（$p < 0.05$）。
中：2型糖尿病患者の近位尿細管上皮細胞におけるGLUT2のmRNA発現は，健常者と比較すると有意な増加を認める（$p < 0.05$）。
下：2型糖尿病患者の近位尿細管上皮細胞におけるGLUT1のmRNA発現は，健常者と比較すると有意な減少を認める（$p < 0.05$）。

（文献7より引用）

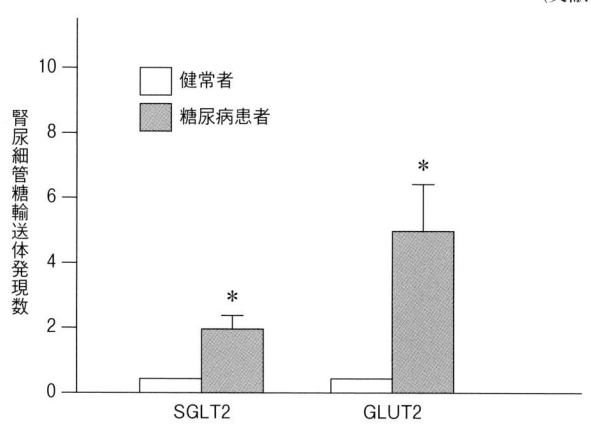

図3 健常者と2型糖尿病患者における腎尿細管糖輸送体発現数の比較
2型糖尿病患者の近位尿細管上皮細胞におけるSGLT2とGLUT2の蛋白発現は，健常者と比較すると有意な増加を認める（それぞれ3倍以上・10倍以上の差を認める，$p < 0.05$）。

（文献7より引用）

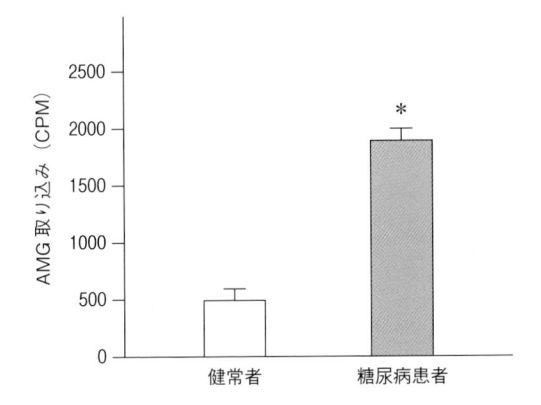

図4 健常者と2型糖尿病患者におけるAMG取り込みの比較
2型糖尿病患者のAMG取り込みは，健常者と比較すると有意な増加を認める（3倍以上の差を認める，$p < 0.05$）。
AMG: Methyl-α-D-[U-14C]-glucopyranoside

（文献7より引用）

● 参考文献

1) Arthur C Guyton et al: ガイトン生理学原著第11版, Arthur C Guyton et al, 1, 東京, エルゼビア・ジャパン, 2010, pp341-346
2) Linda S Costanzo: コスタンゾ明解生理学, Linda S Costanzo, 1, 東京, エルゼビア・ジャパン, 2011, pp277-279
3) van den Heuvel LP et al: Autosomal recessive renal glucosuria attributable to a mutation in the sodium glucose cotransporter (SGLT2). Hum Genet 111(6): 544-547, 2002
4) Vestri S et al: Changes in sodium or glucose filtration rate modulate expression of glucose transporters in renal proximal tubular cells of rat. J Membr Biol 182(2): 105-112, 2001
5) Marks J et al: Diabetes increases facilitative glucose uptake and GLUT2 expression at the rat proximal tubule brush border membrane. J Physiol 553: 137-145, 2003
6) Helliwell PA et al: Regulation of GLUT5, GLUT2 and intestinal brush-border fructose absorption by the extracellular signal-regulated kinase, p38 mitogen-activated kinase and phosphatidylinositol 3-kinase intracellular signalling pathways: implications for adaptation to diabetes. Biochem J 350: 163-169, 2000
7) Rahmoune H et al: Glucose transporters in human renal proximal tubular cells isolated from the urine of patients with non-insulin-dependent diabetes. Diabetes 54(12): 3427-3434, 2005

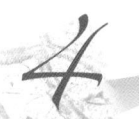

SGLT2阻害薬の構造と機能

宮塚　健　　綿田　裕孝

はじめに

　SGLT2阻害薬の起源はリンゴの根皮・樹皮に含まれる配糖体の1つ，フロリジンであり，その欠点を補う形で修飾・置換が繰り返されてきた。言い換えれば，すべてのSGLT2阻害薬はフロリジン誘導体である。本項では，SGLT2阻害薬全体の構造上の共通点・相違点を眺めながら，その開発の歴史を辿ることにより，SGLT2阻害薬の薬理学に関する理解を深めたい。

1. フロリジンの構造と機能

　1835年フランス人化学者たちによってリンゴの根皮より抽出されたフロリジンは，ヤナギより抽出されたサリチル酸と同様，抗炎症薬としての応用が期待されていた。1800年代後半には尿糖を誘発する作用が見出されるようになり，その後数十年の間は尿糖を誘発する薬剤として研究目的に使用されていた[1]。

　フロリジン発見から約150年後の1987年，Rossettiらは，糖尿病モデルラットにフロリジンを投与すると血糖値が低下し，インスリン感受性およびインスリン分泌能が回復することを報告しており[2,3]，以降多くの研究者が，血糖値を是正し糖毒性を解除する目的でフロリジンを使用するようになる。しかし，以下に示す構造上の理由から，フロリジンを血糖降下薬として臨床応用することは困難である[4]。

　①bioavailability（生物学的利用効率）が低い：消化管のグルコシダーゼによりO-グリコシド結合部分（図1）で加水分解されるため，経口投与した場合のbioavailabilityが低い[5]。

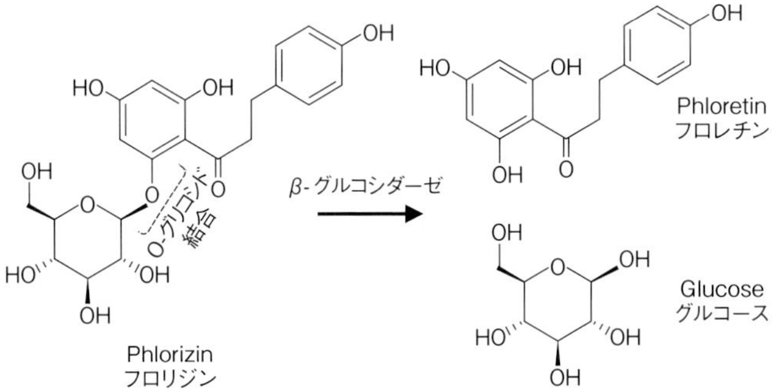

図1 フロリジン・フロレチンの構造とβ-グルコシダーゼによる加水分解反応

②**選択性が低い**：SGLT2のみならずSGLT1をも阻害する。フロリジンが消化管のSGLT1を阻害することによりグルコース，ガラクトースの吸収が阻害され，下痢，脱水を引き起こす。

③**フロレチンの毒性**：フロリジンの分解産物であるフロレチン（**図1**）はGLUT1を阻害する。GLUT1は赤血球や脳をはじめとする様々な組織に発現し，これらの組織における糖輸送を担うため，フロレチンがこれらの臓器における糖代謝に影響を及ぼす可能性がある。Oldendorfらは，ラットにフロレチンを投与すると脳内のグルコース含量が低下することを報告している[6]。

これらの問題点を克服するように設計されたフロリジン誘導体がSGLT2阻害薬であり，臨床応用に向けて開発されているすべてのSGLT2阻害薬がフロリジンと類似した化学構造を持つ。

2. SGLT2阻害薬の構造的特徴と機能

前項で述べたように，SGLT2阻害薬はフロリジンを出発点として開発され，前項①〜③の問題点を克服するために，次のような特徴的構造を有する。

①**グルコース骨格**：ルセオグリフロジンを除くすべてのSGLT2阻害薬はフロリジンと同じグルコース骨格を有する。ルセオグリフロジンではグルコース骨格の酸素原子が硫黄原子に置換されている。

②**C-グリコシド結合**：SGLT2阻害薬開発当初は，O-グリコシド結合と

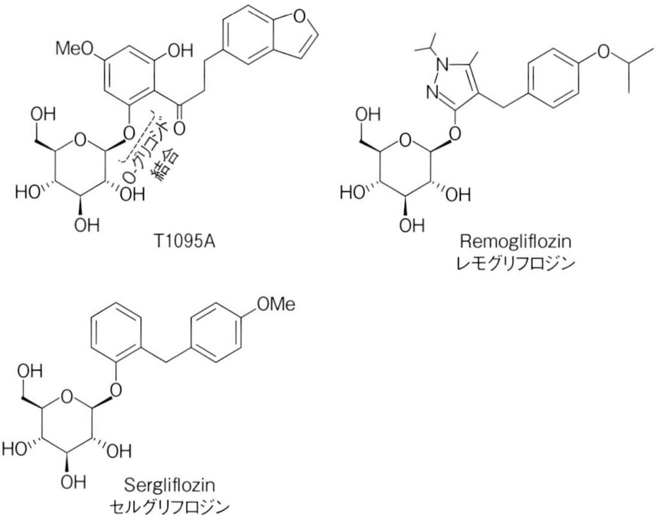

図2 O-グリコシド結合を持つSGLT2阻害薬の構造

　グルコース部分に手を加えずに，フロレチン骨格を修飾・置換することに焦点が当てられていた．これにより（SGLT1に比し）SGLT2に選択的な薬剤（T-1095，レモグリフロジン，セルグリフロジン）が合成されたが（図2），O-グリコシド結合部分が消化管内で容易に加水分解される特性は変わらず，より安定な，すなわちbioavailabilityの高い薬剤の探索が続けられた[7]．そうした中で，O-グリコシド結合をC-グリコシド結合に置換したフロリジン誘導体が開発された（図3）．現在開発されているSGLT2阻害薬はすべてC-グリコシド結合を持っており，高いbioavailability／安定性とSGLT2選択性とを兼ね備えている．

　表1に各SGLT2阻害薬のIC$_{50}$（half maximal inhibitory concentration；最大阻害効果の半分の効果を発揮する薬剤の濃度．数値が低いほど阻害活性が強い）を示す[8-11]．C-グリコシド結合を持つSGLT2阻害薬のSGLT2に対するIC$_{50}$は，フロリジンのIC$_{50}$に比し著しく低く，またSGLT1や他のSGLTに対するIC$_{50}$はより大きな値を有することから，これらのSGLT2阻害薬はフロリジンより強力に，そしてより選択的にSGLT2を阻害することがわかる．

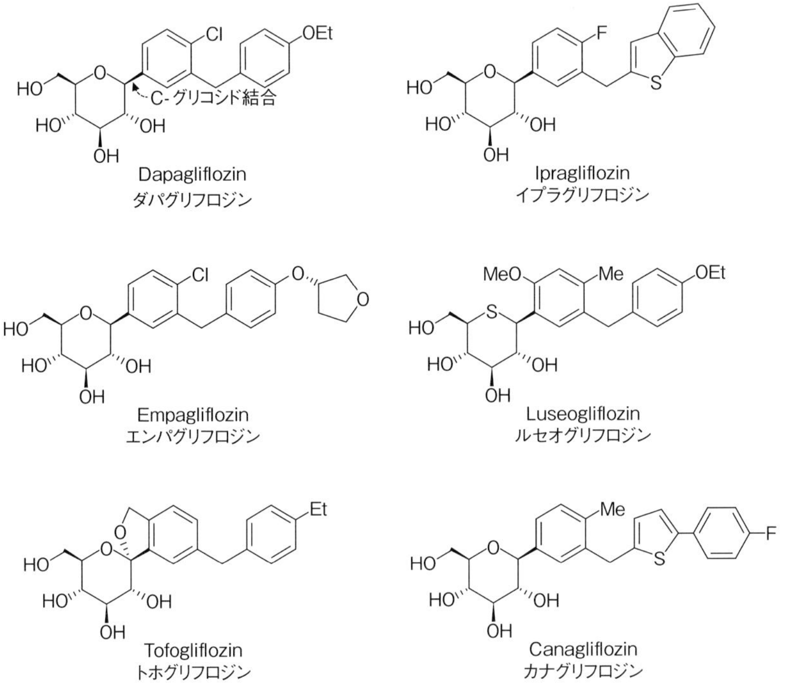

図3 C-グリコシド結合を持つSGLT2阻害薬の構造

おわりに

　以上のように，すべてのSGLT2阻害薬はリンゴ由来の配糖体であるフロリジンを出発点として開発され，それを修飾，置換することにより高い安定性とSGLT2選択性を達成している．その構造式や*in vitro*試験の結果だけでは各SGLT2阻害薬間の薬効および安全性に関する差異に言及することは難しく，今後の臨床試験の詳細な解析が待たれる．

● 参考文献

1) Ehrenkranz JR et al: Phlorizin: a review. Diabetes Metab Res Rev 21(1): 31-38, 2005
2) Rossetti L et al: Effect of chronic hyperglycemia on in vivo insulin secretion in partially pancreatectomized rats. J Clin Invest 80(4): 1037-1044, 1987

表1 SGLT2阻害薬の各SGLT（ナトリウム-グルコース共輸送担体）に対するIC₅₀

SGLT2 inhibitor	SGLT2 IC₅₀ (nM)	selectivity versus					文献
		SGLT1	SGLT3	SGLT4	SGLT5	SGLT6	
O-グリコシド							
フロリジン	16	11	1300	490	36	1000	[8]
	21	14		290	71	476	[9]
T-1095A	6.6	30					[8]
	4.4	60		500	250	750	[9]
レモグリフロジン	14	365					[8]
	12	542		125	16	517	[9]
セルグリフロジン	7.5	280					[8]
	7.5	280		800	147	1900	[9]
C-グリコシド							
ダパグリフロジン	1.3	610	190000	3000	210	1300	[8]
	1.2	1200		7600	680	1100	[9]
カナグリフロジン	6.7	290	52000	2800	180	200	[8]
	2.7	260		2900	630	90	[9]
イプラグリフロジン	2.8	860	7700	4500	87	3500	[8]
	5.3	570		3000	140	1470	[9]
エンパグリフロジン	3.6	1100	62000	2200	110	1100	[8]
	3.1	2700		3500	350	650	[9]
ルセオグリフロジン	3.1	1600	8100	9800	280	220	[8]
	2.3	1770					[11]
トホグリフロジン	2.9	2900	19000	1500	540	6200	[8]
	6.4	1900		2200	470		[9]

3) Rossetti L et al: Correction of hyperglycemia with phlorizin normalizes tissue sensitivity to insulin in diabetic rats. J Clin Invest 79(5): 1510-1515, 1987
4) Bays H: Sodium Glucose Co-transporter Type 2 (SGLT2) Inhibitors: Targeting the Kidney to Improve Glycemic Control in Diabetes Mellitus. Diabetes Ther 4(2): 195-220, 2013
5) Crespy V et al: Bioavailability of phloretin and phloridzin in rats. J Nutr 131(12): 3227-3230, 2001
6) Oldendorf WH et al: Rapid, transient drop in brain glucose after intravenous phloretin or 3-0-methyl-D-glucose. Stroke 14(3): 388-393, 1983
7) Wright EM et al: Biology of human sodium glucose transporters. Physiol Rev 91(2): 733-794, 2011
8) Suzuki M et al: Tofogliflozin, a potent and highly specific sodium/glucose cotransporter 2 inhibitor, improves glycemic control in diabetic rats and mice. J Pharmacol Exp Ther 341(3): 692-701, 2012
9) Grempler R et al: Empagliflozin, a novel selective sodium glucose cotransporter-2 (SGLT-2) inhibitor: characterisation and comparison with other SGLT-2 inhibitors. Diabetes Obes Metab 14(1): 83-90, 2012
10) Washburn WN, Poucher SM: Differentiating sodium-glucose co-transporter-2 inhibitors in development for the treatment of type 2 diabetes mellitus. Expert Opin Investig Drugs 22(4): 463-486, 2013
11) Kakinuma H et al: (1S)-1,5-anhydro-1-[5-(4-ethoxybenzyl)-2-methoxy-4-methylphenyl]-1-thio-D-glucitol (TS-071) is a potent, selective sodium-dependent glucose cotransporter 2 (SGLT2) inhibitor for type 2 diabetes treatment. J Med Chem 53(8): 3247-3261, 2010

SGLT2阻害薬の構造，生体内代謝，血中動態と臨床試験成績
①イプラグリフロジン

柏木 厚典

1. 化学構造と生体内代謝

　イプラグリフロジンは，図1に示すようにC-glucoside構造をしているため薬物として安定で，生体内の薬物作用を長期間維持できると報告されている[1,2]。本薬剤の *in vitro* でのSGLT2阻害効果のIC$_{50}$ 7.38nmol/Lは，SGLT1のIC$_{50}$ 1880nmol/Lに比べてSGLT2に255倍高い親和性を示した[3,4]。

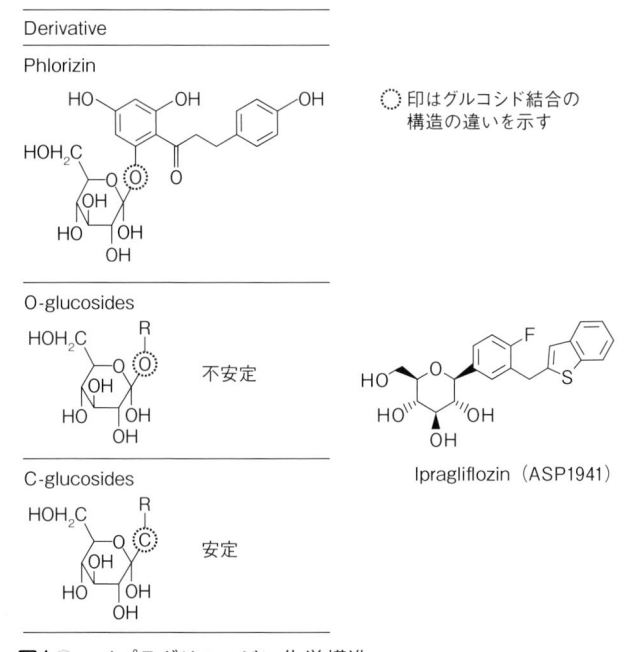

図1● イプラグリフロジン化学構造

1) 吸　収

　非臨床試験（サル，ラット）での生体内利用率は良好で，ラット90%，サル70%と報告されている．一方，ヒトに ^{14}C-Ipragliflozin を投与し，その後の放射能の尿中回収率を測定すると約70%であり，少なくとも70%以上は吸収されている．生体内における bioavailability は約90%とされている．

2) 体内分布

　投与された薬剤の体内分布は広汎で，非臨床試験では蓄積される臓器はなく，ヒト血漿蛋白結合率は in vitro で約95〜97%で，血漿中では主にアルブミンと結合していると推定されている．

3) 生体内主要代謝経路

　肝臓における代謝は主にグルクロン酸抱合を受けて不活化される．一方，CYPによる代謝はなく，薬剤相互作用は少ないと想定されている．一般的には，血漿中の活性型イプラグリフロジンである未変化体の濃度は約45%で，肝代謝が障害されると，活性型として長期間残存することも考えられ，今後の検討課題である．

4) 排　泄

　約68%程度尿中に排泄されるが，活性型は約1%程度で，69%はグルクロン酸抱合された不活性型である．また残りの33%は糞便中へ排泄される[4,5]．

2. Pharmacokinetics: PK（薬物体内動態）[5,6]

1) Tmax

　経口的に投与されたイプラグリフロジンは急速に吸収され，1回投与で0.75〜3時間，複数回投与で0.8〜2時間で最高血漿濃度に到達した．

2) Cmax

　最高血中濃度はイプラグリフロジン100mgを単回投与，複数回投与で1313〜1732ng/mLに達した．またCmaxは100mg投与量までは投与量に比例して上昇するが，その後投与量を増やしてもその血漿中の濃度の上昇は減弱する．

3) AUC

　イプラグリフロジンの血漿濃度曲線下面積（AUC）は，1〜600mgの間で，投与量依存性に増加した．薬物の血中半減期は，30mg以上の投与量で約15

時間であることから，1日1回の投与で治療が可能である。
　さらに，このような薬物の体内動態は，①食事による影響を受けず，②男女差も基本的にはみられず，③健常者での検討では年齢による差もみられず，また④欧米人と日本人の間でも大きな差はみられなかった。
　イプラグリフロジンを他の経口血糖降下薬と併用した場合の薬物相互作用に関する検討では，プラセボ群に比べて，イプラグリフロジン群ではメトホルミンの血中濃度が約20～30%上昇したが，SU薬，チアゾリジン，α-GI，DPP-4阻害薬では，そのような影響はみられなかった[7]。

3. Pharmacodynamics: PD（薬力学）[5,6]

　イプラグリフロジン投与によって，投与量依存性に尿糖排泄量が増加し，50mg 1回，2週間投与にて健常成人[5]および糖尿病患者[6]の血糖日内リズムは，空腹時血糖値，食後，AUCともに有意に低下した。この際，空腹時と食後の低下度に大きな差はみられなかった。同時に空腹時IRIとインスリンのAUC$_{0-24}$は，ともに低下した。1日の尿糖排泄量は60～100gあった。また1日の尿量は2週間のイプラグリフロジン投与によって約200mL（約10%）増加した。

4. 臨床試験成績

1）第Ⅰ相試験

　健常男性ボランティアで行ったイプラグリフロジン単回投与にて，20mg，50mg，100mgの投与量で，24時間累積尿糖排泄量は投与量依存性に増加し，最高値は60mg/日に達した。また7日連続イプラグリフロジン投与を行った場合50mgで最大尿糖排泄量に達した[4,5]。

2）第Ⅱ相・第Ⅲ相試験

　日本人2型糖尿病患者を対象として，イプラグリフロジン投与による血糖低下作用に関するいくつかの臨床試験が行われてきた。その試験の1つとして，日本人2型糖尿病患者361名にプラセボあるいはイプラグリフロジン（12.5，25，50，100mg）を無作為に割り付け12週間投与したRCT（randomized control trial）の結果を報告した[8]（図2）。イプラグリフロジン投与群のHbA1c値はプラセボ群に比べて-0.61，-0.97，-1.29，-1.31%と

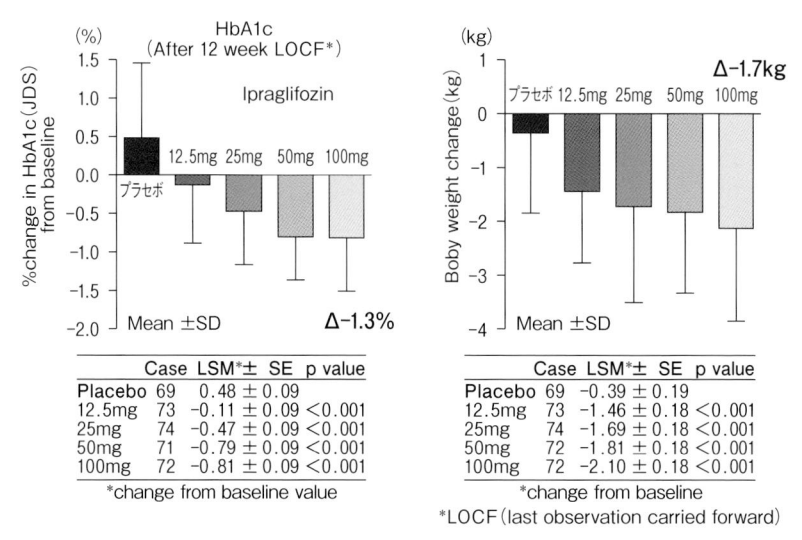

	Case	LSM*± SE	p value
Placebo	69	0.48 ± 0.09	
12.5mg	73	−0.11 ± 0.09	<0.001
25mg	74	−0.47 ± 0.09	<0.001
50mg	71	−0.79 ± 0.09	<0.001
100mg	72	−0.81 ± 0.09	<0.001

*change from baseline value

	Case	LSM*± SE	p value
Placebo	69	−0.39 ± 0.19	
12.5mg	73	−1.46 ± 0.18	<0.001
25mg	74	−1.69 ± 0.18	<0.001
50mg	72	−1.81 ± 0.18	<0.001
100mg	72	−2.10 ± 0.18	<0.001

*change from baseline
*LOCF(last observation carried forward)

図2 イプラグリフロジン治療によるHbA1c低下効果
—12週間RCT（randomized control trial）

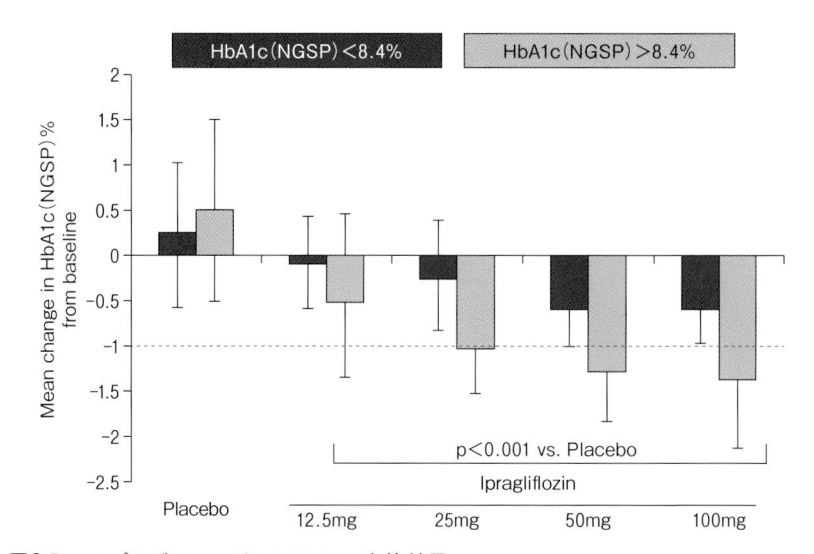

図3 イプラグリフロジンのHbA1c改善効果
—投与開始前HbA1c値による有用性の差

血糖コントロール不良症例のHbA1c値の低下効果が大であった。

表1 イプラグリフロジン投与による臨床指標の変化

	Placebo	Ipragliflozin 12.5mg	25mg	50mg	100mg
Hematocrit (%)	-0.08±2.61	1.47±1.95**	1.49±2.09**	1.98±2.09**	1.98±1.90**
AST (IU/L)	1.6±12.8	-0.6±6.3	-1.3±11.1	-1.1±5.2	-1.8±11.0
ALT (IU/L)	0.0±7.3	-1.9±8.5	-5.2±11.3*	-3.9±9.8*	-5.8±10.8**
BUN (mg/dL)	-0.3±3.5	1.3±2.8*	1.0±3.3*	2.2±3.3**	1.8±3.5**
sCr (mg/dL)	-0.02±0.07	-0.01±0.06	-0.01±0.05	0.00±0.05*	0.01±0.06*
Uric acid (mg/dL)	-0.04±0.64	-0.05±0.63	-0.39±0.73	-0.30±0.87	-0.13±0.76
uOsm (mOsm/L)	-4±303	123±269	51±250	146±242*	165±273**
Urinary pH	0.04±0.67	-0.23±0.67	-0.34±0.58**	-0.32±0.55**	-0.39±0.65**
Serum electrolytes					
P (mg/dL)	-0.03±0.37	0.05±0.32	0.10±0.39	0.13±0.39	0.18±0.41*
Mg (mg/dL)	-0.03±0.14	0.04±0.13*	0.08±0.13**	0.09±0.13**	0.12±0.13**
Urinary electrolytes					
Mg (mg/g Cr)	1.4±27.4	13.5±24.0*	14.9±27.9*	12.9±20.7*	11.9±30.4*

* $p < 0.05$ and ** $p < 0.001$ (compared with placebo by t-test).
Each value represents the mean±SD.
ALT, alanine aminotransferase; AST, aspartate aminotransferase; BUN, blood urea nitrogen; Cr, creatinine; Mg, magnesium; P, phosphorus; sCr, serum creatinine; uOsm, Urinary osmolarity

用量依存性に低下を認め，また有意な体重減少（1.5〜2.0kg）が認められた[8]。また，このHbA1cの低下は肥満度によって相違はないが，ベースラインのHbA1cが8.4%未満の患者に比べて，8.4%を超える患者でより有効な血糖低下作用が観察され，また，12週間の投与で体重は有意に減少した[8]（図3）。この低下は，浸透圧利尿による軽度の脱水（ヘマトクリット，BUNの軽度上昇）と尿糖増加によるエネルギーの喪失により，脂肪分解が亢進した結果と考えられる。同時に収縮期血圧の低下傾向が認められた（表1）。腎臓作用においては，軽度のBUNの増加と，Mg，無機Pの排泄増加がみられたが，eGFRや尿中N-Acetyl-β-D-Glucosaminidase（NAG）の有意な変動は認めなかった。本薬剤の副作用として，頻尿の頻度が高いが，尿路感染症，女性外性器感染症，外陰部掻痒症等の副作用の増加傾向がみられたが，その臨床症状はいずれも軽症であった（表2）。

表2 SGLT2阻害薬の有用性と安全性に関するまとめ

Ⅰ. 利点となることが予想される臨床項目
1. 体重・血圧が改善する
2. 基本的に低血糖を来さない
3. 血糖改善効果（単独，他剤と併用可能）（HbA1c -0.8 〜 -1.3%）
4. 脂肪肝の軽減（可能性），肝機能改善（TG低下，HDL-C増加）
5. 血中脂質（トリグリセリド，HDLコレステロール）改善
6. 心血管イベント抑制効果は不明

Ⅱ. 今後注目すべき臨床検査値，病態の変化項目
1. 尿路感染症，女性外性器感染症，頻尿
2. 軽度脱水傾向（ヘマトクリット，BUN，尿浸透圧の増加）は心血管イベント発症に影響するか？）
3. 尿中ケトン体上昇（生体におけるインスリン作用不足・エネルギー不足を反映する）
4. 生体のエネルギー利用不足による影響（インスリンの絶対不足状態での使用の際）

　わが国で行われた第Ⅲ相試験（BRIGHTEN試験）でも第Ⅱ相試験とほぼ同様な結果であった。すなわちHbA1cの低下（-1.23%），FPGの低下（-45.8mg/dL），体重減少（-1.47kg）はともにプラセボ群に比べて有意に（p<0.001）低下したが，収縮期（-3.2mmHg），拡張期血圧（-2.5mmHg）の低下は有意ではなかった。また，血漿インスリン値の有意な変化はみられなかった。治療に関係した副作用は，対照群とイプラグリフロジン群間で同等であった。またヘマトクリットの1.5%程度の上昇はみられたが，eGFR，NAG/U-Cr（U/gCr），β2-microglobulin/Cr（μg/gCr）の異常変化は認められなかった。

　また海外での別の試験では，12週間のイプラグリフロジン（12.5〜300mg）投与によりメトホルミンと同等の血糖低下作用を有し，150，300mgのイプラグリフロジン投与によりメトホルミンに比べ有意な体重減少作用を認めたことが報告されている[9]。高用量メトホルミンとの併用効果を検討した試験においてもイプラグリフロジン（12.5〜300mg）12週間の投与によりプラセボ群に比して用量依存性に-0.22〜-0.48%の有意なHbA1cの低下を認めた[10]。

　現在のところわが国でのSU薬，メトホルミン，DPP-4阻害薬，チアゾリジン投与中で，血糖コントロール不十分の患者へのイプラグリフロジン

併用試験で，イプラグリフロジンの上乗せによるHbA1c減少効果は同程度で，約1％程度さらにHbA1cが低下することが認められている。

ただ，本薬剤の有用性に関しては腎機能低下者では減弱することが報告されている。腎機能低下者に本薬剤を投与した場合，腎障害の進行が加速する可能性に関しては今後の検討課題である。しかし，血糖低下効果に関する有用性から見て，現状ではeGFR 60mL/min/1.73m^{2}以上の患者に使用することが現実的である[11]。

● 参考文献

1) Imamura M et al: Discovery of Ipragliflozin (ASP1941): a novel C-glucoside with benzothiophene structure as a potent and selective sodium glucose co-transporter 2 (SGLT2) inhibitor for the treatment of type 2 diabetes mellitus. Bioorg Med Chem 20(10): 3263-3279, 2012
2) Washburn WN: Evolution of sodium glucose co-transporter 2 inhibitors as anti-diabetic agents. Expert Opin Ther Pat 19(11): 1485-1499, 2009
3) Tahara A et al: Pharmacological profile of ipragliflozin (ASP1941), a novel selective SGLT2 inhibitor, in vitro and in vivo. Naunyn Schmiedebergs Arch Pharmacol 385(4): 423-436, 2012
4) Veltkamp SA et al: Effect of Ipragliflozin (ASP1941), a novel selective sodium-dependent glucose co-transporter 2 inhibitor, on urinary glucose excretion in healthy subjects. Clin Drug Investig 31(12): 839-851, 2011
5) Kadokura T et al: Ipragliflozin (ASP1941), a selective sodium-dependent glucose cotransporter 2 inhibitor, safely stimulates urinary glucose excretion without inducing hypoglycemia in healthy Japanese subjects. Diabetology Int 2: 172-182, 2011
6) Schwartz SL et al: Safety, pharmacokinetic, and pharmacodynamic profiles of ipragliflozin (ASP1941), a novel and selective inhibitor of sodium-dependent glucose co-transporter 2, in patients with type 2 diabetes mellitus. Diabetes Technol Ther 13(12): 1219-1227, 2011
7) Smulders RA et al: No pharmacokinetic interaction between ipragliflozin and sitagliptin, pioglitazone, or glimepiride in healthy subjects. Diabetes Obes Metab 14(10): 937-943, 2012
8) Kashiwagi A et al: Randomized, placebo-controlled, double-blind glycemic control trial of novel SGLT2 inhibitor ipragliflozin in Japanese patients with type 2 diabetes mellitus. Journal of Diabetes Investigaion (in press).
9) Fonseca VA et al: Active- and placebo-controlled dose-finding study to assess the efficacy, safety, and tolerability of multiple doses of ipragliflozin in patients with type 2 diabetes mellitus. J Diabetes Complications 27(3): 268-273, 2013
10) Wilding JP et al: Efficacy and safety of ipragliflozin in patients with type 2 diabetes inadequately controlled on metformin: a dose-finding study. Diabetes Obes Metab 15(5): 403-409, 2013
11) Ferrannini E et al: Renal glucose handling: impact of chronic kidney disease and sodium-glucose cotransporter 2 inhibition in patients with type 2 diabetes. Diabetes Care 36(5): 1260-1265, 2013

5

SGLT2阻害薬の構造，生体内代謝，血中動態と臨床試験成績
②ルセオグリフロジン

清野　裕

1. ルセオグリフロジンの創製の経緯

　ルセオグリフロジンは，大正製薬株式会社において創製された選択的SGLT2阻害薬である[1]。リンゴの樹皮から発見された天然物のフロリジンは，グルコースを有する配糖体であり古くからSGLT阻害物質として知られていたが，その構造上の特性，すなわちO-グリコシド結合が消化管内の$β$-グルコシダーゼにより分解されるために経口投与で活性を示し難く，またSGLT2阻害作用に加えてSGLT1阻害作用も示し，選択性が低いという欠点を有していた。そこで，これらの欠点を克服するため，代謝安定性を期待してグルコースを5-チオグルコースに変換した結果，SGLT2阻害活性と代謝的安定性が向上し，経口投与にて薬効を示すO-5-チオグルコシド誘導体が見出された。さらに，5-チオグルコースとアグリコンを炭素-炭素結合させたC-5-チオグルコシド誘導体では，SGLT2阻害活性とSGLT1に対する選択性が向上（SGLT1に対するSGLT2の選択性は約1300倍）するとともに，高い代謝的安定性および膜透過性が認められた。最終的には，標的臓器（腎臓）移行性にも優れて持続的な尿糖排泄増加作用を示すルセオグリフロジンが開発化合物として選定された（図1）。

2. ルセオグリフロジンの生体内代謝

1）吸　収

　ルセオグリフロジンのヒトにおける吸収率については検討されていないが，各種動物における吸収率，肝細胞による代謝安定性試験の結果から，ヒトにおける吸収率，生物学的利用率は良好であることが推察されている。

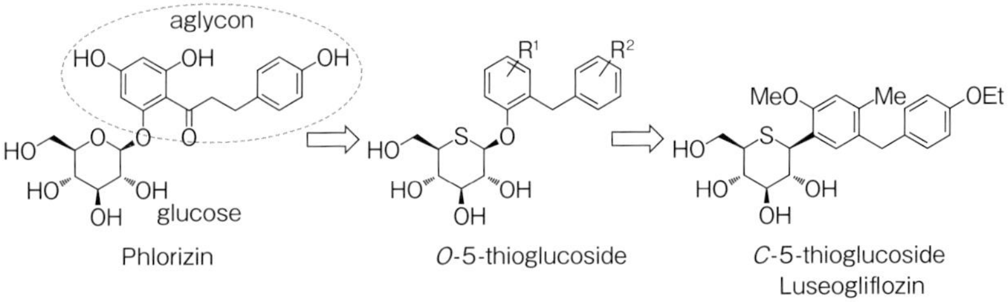

図1 ルセオグリフロジン創製までの経緯

2) 分 布

ルセオグリフロジンのヒト血漿中における *in vitro* 蛋白結合率は約96％であり，主な結合蛋白は血清アルブミンであると考えられている。

ラットにおいてルセオグリフロジンを経口投与したときの腎臓中未変化体は，血漿中に比べて高い濃度を示したことから，ルセオグリフロジンは安定した蛋白結合率を示し，標的組織である腎臓への移行性が良好であると考えられている[2]。

3) 代 謝

ヒトでのルセオグリフロジンは，主に2つの酸化代謝および1つのグルクロン酸抱合の，合わせて3つの経路により代謝されると考えられている[3]。複数の代謝酵素によって代謝されるため，CYPおよびUGT阻害薬との併用により一部の代謝に影響を受けたとしても，薬物相互作用は起こりにくいと考えられている。

4) 排 泄

ルセオグリフロジン2.5mgを健康成人男性9例に空腹時単回経口投与したときの未変化体およびM2の投与後72時間までの尿中排泄率は，それぞれ4.47％および10.3％であった。

また，ルセオグリフロジンを各種動物に経口投与したときの尿，糞および胆汁中排泄率から，ラットおよびイヌでは糞中，サルでは尿中が主要排泄経路であることが示された。ヒトでは尿中に排泄された代謝物の合計が投与量の約半分であったことから，残りの半分が糞中に排泄されているものと考えられた。

3. ルセオグリフロジンの薬物動態と薬力学

ルセオグリフロジンでは健康成人，2型糖尿病患者における薬物動態と薬力学の関係の検討に加え，高齢者，腎機能障害者および肝機能障害者などの患者における薬物動態が検討されており，その薬物動態学的特性から用量調整が不要と考えられている。

1）健康成人における薬物動態および薬力学[4]

健康成人男性にルセオグリフロジン1～25mgを空腹時に単回投与したところ，投与後0.7～2.3時間でCmaxに達し，本剤の吸収が速やかであることが示された。また，この用量範囲において，本剤の血漿中濃度（CmaxおよびAUC）は用量依存的に増加し，消失半減期（t1/2）は9.2～13.8時間であった。

健康成人男性に本剤5mgまたは10mgを1日1回7日間反復投与したときの初回投与時と反復投与時の比較では，Tmax，Cmax，AUCおよびt1/2のいずれのパラメータについても，投与1日目と投与7日目で大きな差はなく，本剤の蓄積性は認められなかった。

健康成人男性にルセオグリフロジン1～25mgを空腹時に単回投与したところ，尿糖排泄量は，用量依存的に増加し，1日当たりの尿糖排泄量は18.9～70.9g認められた。

2）2型糖尿病患者における薬物動態および薬力学[5]

2型糖尿病患者にルセオグリフロジン0.5mg，1mg，2.5mg，5mgまたはプラセボを1日1回7日間反復投与したときの初回投与時と反復投与時の比較では，健康成人での検討と同様に本剤の薬物動態パラメータ（Cmax，AUC）に大きな差はなく，また蓄積性は認められなかった。

1日当たりの尿糖排泄量は，本剤投与によりプラセボと比較して有意に増大し，投与7日目の尿糖排泄量（投与前との差）は本剤0.5mg，1mg，2.5mgおよび5mgで，それぞれ48.2g，68.3g，86.6gおよび103gであった。

3）高齢者における薬物動態[6]

65歳以上の高齢者24例を対象に，ルセオグリフロジン5mgを食直前に単回投与した際の薬物動態を検討した結果，健康成人との比較から，薬物動態パラメータは高齢者と非高齢者で顕著な違いはないものと考えられた。また，75歳未満と75歳以上の年齢別で比較した結果，Cmaxが75歳未満と

郵便はがき

料金受取人払郵便

大阪北局
承　認

1205

差出有効期間
平成28年4月
30日まで

530-8790

187

大阪市北区同心 2-4-17　サンワビル

フジメディカル出版

　　　　　　　　　編集部 行

ご愛読者カード

フリガナ
お名前

ご住所 (自宅・勤務先：○印をつけてください)
　〒

TEL(　　　　　　　　　) E-mail(　　　　　　　　　　　　)

ご職種 (○印をつけてください)

　医師 (開業・勤務)・薬剤師・糖尿病療養指導士

　会社員 (業種：　　　　　　　　　)・その他 (　　　　　　　　)

出版目録の送付 (希望する・不要)
　http://www.fuji-medical.jp/ でもご覧いただけます。

＊ご記入いただいた個人情報は、新刊案内のために利用させていただきます。

本書をお買い上げいただきありがとうございます。より良い本づくりに生かすため、ご意見・ご感想をお寄せください。

糖尿病の新たな治療戦略
－SGLT2阻害薬の適正使用を目指して－

◆**本書を何でお知りになりましたか**（○印をつけてください）
　書店で見て・学会展示・チラシ・広告・DM・ホームページ
　その他（　　　　　　　　　　　　　　　　　　　　　）

◆**ご購入方法**（○印をつけ、（ ）にご記入ください）
　書　　店（書店名　　　　　　　　　　　　　　　　　）
　学術集会（学会名　　　　　　　　　　　　　　　　　）
　その他（　　　　　　　　　　　　　　　　　　　　　）

◆**ご意見・ご感想，希望される出版物**

_____
_____
_____
_____
_____
_____
_____
_____
_____
_____

ご協力ありがとうございました。
フジメディカル出版編集部　　TEL：06-6351-0899　　FAX：06-6242-4480

比較して75歳以上の被験者において高値を示す傾向が認められたが，AUCでは年齢差による違いは認められなかった。

4) 腎機能障害を伴う2型糖尿病患者における薬物動態および薬力学[7]

腎機能障害〔eGFR（mL/min/1.73m^2）：＜30，30〜44，45〜59，60〜89〕を伴う2型糖尿病患者にルセオグリフロジン5mgを食直前に単回投与したところ，AUCはeGFRの程度による明らかな違いは認められず，本剤の薬物動態は腎機能の程度によって大きな影響を受けないものと考えられた。

一方で，腎機能障害患者における尿糖排泄量はeGFR＜30，30〜44，45〜59，60〜89の各群で，それぞれ21.8g，35.3g，57.3g，69.7gであり，いずれの投与群においても投与開始前と比較して有意な尿糖排泄が確認されたものの，腎機能正常患者（eGFR：＞90）の尿糖排泄量（88.3g）と比べて小さく，腎機能の低下に伴い1日当たりの尿糖排泄量が低下する傾向が認められた。

5) 肝機能障害患者における薬物動態

Child-Pugh Class A（軽度）およびClass B（中等度）の肝機能障害患者に本剤5mgを単回投与した際，Cmaxは健康成人群と比較して中等度肝機能障害者で約23％低下したが，AUCについては，肝機能障害患者群と健康成人群で大きな違いは認められず，中等度までの肝機能患者に対して用量の調節は不要と考えられた。

4. ルセオグリフロジンの臨床成績

1) ルセオグリフロジンの有効性

a. 単独療法における有効性

第Ⅲ相プラセボ対照比較試験[8]：食事・運動療法のみで血糖コントロール不良な2型糖尿病患者を対象に，ルセオグリフロジン2.5mgまたはプラセボを24週間1日1回投与する第Ⅲ相無作為化プラセボ対照二重盲検比較試験が実施されている。

最終評価時のHbA1cはプラセボと比較して0.75％の有意な低下を示し，プラセボに対する優越性が示された。また，空腹時血糖値および食後2時間血糖値は，それぞれ27.5および56.8mg/dLの有意な低下を示した。体重はプラセボと比較して1.77kg低下した。さらにこの試験では，体重の低下とともに腹囲の低下（プラセボと比較して1.26cm減少）を確認した（**図2**）。

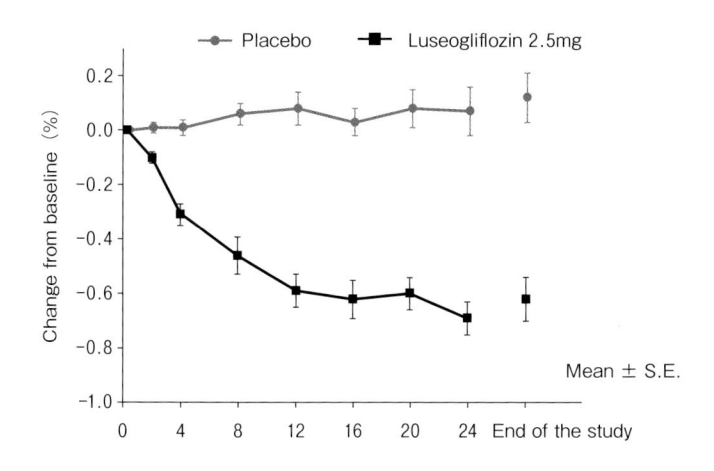

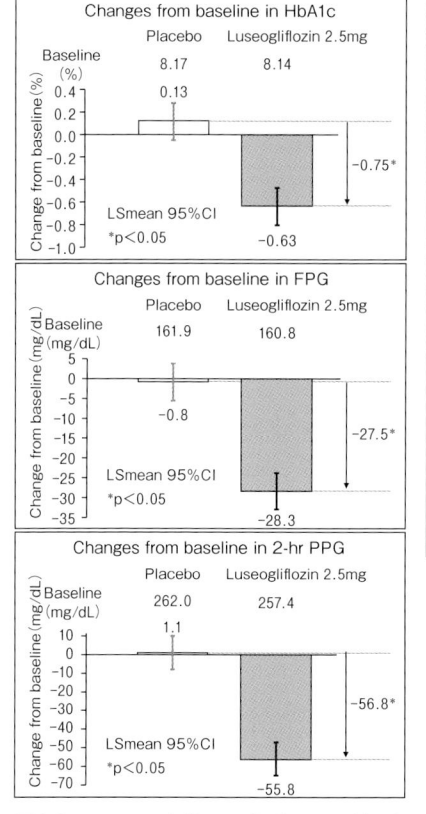

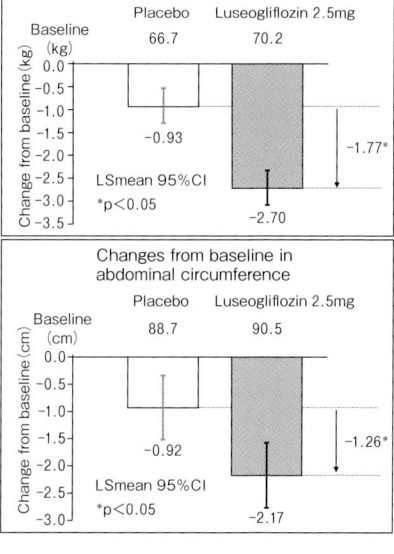

図2 HbA1c変化量の推移および有効性評価項目の変化量（第Ⅲ相プラセボ対照試験）

またアディポネクチンの増加（プラセボと比較して0.80μg/mL）が認められており，内臓脂肪の減少を伴う体重低下であることが示唆された。

第Ⅲ相単剤長期投与試験[8]：2型糖尿病患者を対象としてルセオグリフロジン2.5mg（血糖コントロールが不良な患者は24週時に5mgへ増量可）を非盲検下にて1日1回52週間投与する単独療法試験が実施されている。52週後のHbA1cは投与前値と比較して0.50%の有意な低下を示した。また，空腹時血糖値は投与前値と比較して52週に16.3mg/dLの有意な低下が確認され，ルセオグリフロジンの52週投与による血糖コントロールの持続が確認された。さらに体重について，投与前値と比較して52週で2.68kgの低下を示し，持続的な体重低下作用が示された。加えて，血圧の低下，脂質（HDLコレステロール，中性脂肪）および尿酸値の改善が認められていることから，体重低下作用と併せて考慮すると投与対象患者次第では，代謝パラメータ因子を複合的に改善する可能性が示唆された。

b. 併用療法における有効性

第Ⅲ相併用長期投与試験[9,10]：既存の経口血糖降下薬の単剤治療でもなお，血糖コントロールが不十分な2型糖尿病患者を対象に，ルセオグリフロジン2.5mg（血糖コントロールが不良な患者は24週時に5mgへ増量可）を1日1回52週間投与する併用療法試験が実施されている。

52週時のHbA1cは投与前値と比較して，スルホニルウレア（SU）薬併用群で0.63%（24週時におけるプラセボとの差は0.88%），メトホルミン併用群で0.61%，α-グルコシダーゼ阻害薬併用群で0.68%，ピオグリタゾン併用群で0.60%，DPP-4阻害薬併用群で0.52%，およびグリニド薬併用群で0.59%低下し，いずれの併用群においても有意に低下した。また，空腹時血糖値も同様に投与前値と比較して52週時にいずれの併用群でも有意に低下した。これらの結果から，経口血糖降下薬の種類によらず，ルセオグリフロジンの併用投与による上乗せ効果が確認された。また，体重については，体重増加が懸念されているSU薬やピオグリタゾンを含め，いずれの経口血糖降下薬併用時においても同程度に体重低下作用が認められた。この試験においてもアディポネクチン値の改善が認められており，いずれの併用薬剤群においても投与前値と比較して11.1～14.6%の上昇が認められた。血圧については，収縮期血圧が3.2～8.3mmHg，拡張期血圧で0.8～4.5mmHg

の低下が認められた。

2）ルセオグリフロジンの忍容性・安全性

24週間のプラセボ比較試験ではルセオグリフロジン投与群とプラセボ投与群で有害事象発現率がそれぞれ59.5％，57.0％と発現率に差はなかった。ルセオグリフロジンを52週間単独投与した際の有害事象発現率は75.3％であった。一方，既存の経口血糖降下薬を52週間併用投与した際の有害事象発現率はSU薬併用群で82.0％，メトホルミン併用群で78.6％，α-グルコシダーゼ阻害薬併用群で75.2％，ピオグリタゾン併用群で84.2％，DPP-4阻害薬併用群で73.9％，およびグリニド薬併用群で71.2％であり，単独投与時と併用投与時で有害事象の発現状況に大きな違いは認められなかった。

以下にルセオグリフロジンの使用に際して注意すべき有害事象について概説する。

低血糖：SGLT2はβ細胞やインスリン感受性細胞には発現しておらず，インスリン非依存的に作用を発揮することから単剤で使用する際には低血糖を引き起こす可能性は低いと考えられる。実際，24週間のプラセボ比較試験ではルセオグリフロジン投与群とプラセボ投与群での低血糖発現率は，それぞれ1.3％（1/79例），0％（0/79例）であり，52週間の単剤長期投与試験における低血糖発現率は2.3％（7/299例）と発現頻度は低かった[11]。

他の経口血糖降下薬との52週間併用時ではSU薬併用群で10.7％（16/150例），メトホルミン併用群で2.6％（3/117例），α-グルコシダーゼ阻害薬併用群で2.9％（3/105例），ピオグリタゾン併用群で3.2％（3/95例），DPP-4阻害薬併用群で0.9％（1/111例），およびグリニド薬併用群で3.4％（2/59例）であった。SU薬併用群では他の経口血糖降下薬併用時と比較して低血糖の発現率が高かったが，その他の経口血糖降下薬併用時においては単独投与時の発現率と大きな差はなかった。SU薬との併用によって低血糖の発現頻度は高くなったが，ほとんどのものは程度が軽度であった。しかしながら，いずれも細心の注意を払って実施された治験環境下のものであり，併用された血糖降下薬の用量も基本的には一定であったことから，市販後には十分な注意が必要であり，特にSU薬やこれまで未検討であるインスリン製剤との併用に際しては慎重に投与を行っていくべきである。

尿路感染・生殖器感染：ルセオグリフロジンの臨床試験での検討では，

他のSGLT2阻害薬の海外における報告[12,13]と比較して，概して尿路感染症および生殖器感染症の発現率は低かった。24週間のプラセボ比較試験では尿路感染症の発現はなく，生殖器感染症の発現率は，ルセオグリフロジン投与群とプラセボ投与群で，それぞれ1.3%（1/79例），1.3%（1/79例）であった。また，52週間の単剤投与試験における発現率は1.0%（3/299例）と投与期間の延長により顕著に増大する傾向はなかった[11]。海外の成績に比較してこれらの感染症の発現頻度が低かった理由の詳細は不明であるが，国内の臨床試験では泌尿器感染症に対する注意喚起が徹底されたこと，治験段階の検討では男性の比率が高かったことなどが考えられた。今後，販売後には様々な背景を有する患者に使用されることが予想されるため，泌尿器感染症の既往のある場合，排尿機能に問題がある場合などは十分な注意が必要と思われる。

その他安全性上の留意点：ルセオグリフロジンの既存の経口血糖降下薬との併用時の低血糖，尿路・生殖器感染症の以外の安全性の懸念としては，これまでの臨床試験成績では頻尿・多尿，体液減少，ケトン体の上昇および筋肉量の減少の可能性が指摘されている。

比較的多い副作用として報告されている頻尿・多尿は，その程度は軽度であるものがほとんどであるが，患者に対して，夜間頻尿の発現の可能性を含めて，QOLに与える影響を正しく説明することが必要になる。また体液量減少に関しては，臨床症状として口渇などが比較的高い頻度で発現することが報告されており，臨床検査値としてヘマトクリット値の微増が観察されている。これは尿糖排泄促進に伴う浸透圧利尿によるものと考えられるため，投薬に際しては適切な水分摂取を指導する必要がある。また，脱水のリスクが懸念される高齢者（特にメトホルミン服用中の高齢者），腎機能障害患者，および利尿薬を服用中の患者への投与，加えて夏場での使用などにおいては水分摂取を通常以上に促すなど特に脱水に起因する有害事象の発現について注意を払う必要がある。

また，多くの症例で血中ケトン体の増加がみられている。ケトン体の増加は尿糖排泄によるエネルギー代謝への影響，すなわち脂肪酸代謝の亢進によるものと考えられており，多くの場合はその変化の程度は大きなものではなく，食事摂取により速やかに上昇が抑制されるため，インスリン分泌

作用が正常に保たれている患者での使用は問題ないと思われるが，インスリン分泌不全・糖質摂取不足の状態で使用された場合にケトアシドーシスを起こす可能性は否定できない．ルセオグリフロジンの使用に当たっては，ケトン体が上昇していないこと，インスリン分泌不全の状態でないことを確認のうえ，投与を開始する必要がある．投与開始後もケトン体の上昇に関しては継続しての観察が必要である．また，極端な低炭水化物食療法を実施している患者および炭水化物の摂取量が少ない高齢者への投与の場合には，体重の低下と共に筋肉量が減少する可能性が指摘されている．体重の減少に関しては，肥満の軽減によるインスリン抵抗性の改善など，糖尿病治療にとって良い側面がある一方で，体重を減少させたくない患者群にとっては有害事象を招く可能性があり，筋肉量の減少などを来すことがないかなどの検討が今後の課題である．これらの懸念については，市販後の多数例のデータを集積して，慎重に検討していく必要がある．

●参考文献
1) Kakinuma H et al: (1S)-1,5-anhydro-1-[5-(4-ethoxybenzyl)-2-methoxy-4-methylphenyl]-1-thio-D-glucitol (TS-071) is a potent, selective sodium-dependent glucose cotransporter 2 (SGLT2) inhibitor for type 2 diabetes treatment. J Med Chem 53(8): 3247-3261, 2010
2) Chino Y et al: Pharmacokinetics and Prediction of Drug-Drug Interaction of TS-071 a Selective SGLT2 Inhibitor: the 26th JSSX Annual Meeting in Hiroshima, 16-18 November 2011, Poster Session 2-P2-28
3) Miyata A et al: Characterization of the Human Enzymes involved in the Metabolism of Luseogliflozin (TS-071), a Selective SGLT2 Inhibitor: the 28th JSSX Annual Meeting in Tokyo, 9-11 October 2013, Poster Session 2-G-P-17
4) Sasaki T et al: Safety, Pharmacokinetics, and Pharmacodynamics of Single and Multiple Luseogliflozin Dosing in Healthy Japanese Males: A Randomized, Single-Blind, Placebo-Controlled Trial. Adv Ther 31: 345-361, 2014
5) Sasaki T et al: TS-071, a novel potent and highly selective renal sodium-glucose co-transporter 2 (SGLT2) inhibitor, increases urinary glucose excretion and reduces plasma glucose levels in Japanese patients with type 2 diabetes mellitus. 47th European Association for the Study of Diabetes (EASD) Annual Meeting, September 12-16, 2011. Lisbon, Portugal, 2011
6) Sasaki T et al: Effect of gender and age on the pharmacokinetics of luseogliflozin (TS-071), a selective SGLT2 inhibitor [abstract]. Diabetes 61 supplement(s1): A275 (1069-P), 2012
7) Haneda M et al: Luseogliflozin (TS-071), a selective SGLT2 inhibitor, improves glycemic control in Japanese type 2 diabetic subjects with renal impairment. Diabetologia 55(Supple 1): S303, 2012

8) Seino Y et al: Luseogliflozin, a SGLT2 inhibitor, improves glycaemic control and reduces body weight as monotherapy up to 52 weeks in Japanese patients with type 2 diabetes mellitus. Diabetologia 56(Supple 1): S82, 2013
9) Inagaki N et al: Luseogliflozin, a selective SGLT2 inhibitor, add on to glimepiride for 52 weeks improves glycaemic control with no major hypoglycaemia in Japanese type 2 diabetes patients. Diabetologia 56(Supple 1): S384, 2013
10) Haneda M et al: Luseogliflozin, a SGLT2 inhibitor, as add-on therapy to 5 types of oral antidiabetic drugs improves glycaemic control and reduces body weight in Japanese patients with type 2 diabetes mellitus. Diabetologia 56(Supple 1): S384, 2013
11) 審議結果報告書 ルセフィ錠（平成26年3月3日）Available at: http://www.info.pmda.go.jp/shinyaku/P201400033/400059000_22600AMX00540_A100_1.pdf
12) Johnsson KM et al: Urinary tract infections in patients with diabetes treated with dapagliflozin. J Diabetes Complications 27(5): 473-478, 2013
13) Johnsson KM et al: Vulvovaginitis and balanitis in patients with diabetes treated with dapagliflozin. J Diabetes Complications 27(5): 479-484, 2013

SGLT2阻害薬の構造，生体内代謝，血中動態と臨床試験成績
③トホグリフロジン

窪田 直人　　小畑 淳史　　門脇 孝

1. トホグリフロジンのSGLT2選択性について

　現在開発が進められているSGLT2阻害薬は，カナグリフロジン，ダパグリフロジン，イプラグリフロジン，ルセオグリフロジン，トホグリフロジン，エンパグリフロジンの6種である（表1）。

　各種SGLT2阻害薬の構造はいずれも類似しているが，SGLT2への選択性や半減期に違いがあり，それらが臨床的にどのような意味を持つのかは，現時点で全く不明である。実際のところ，日本人の治験データからは，多少の差はあるがいずれの薬剤もほぼ同等のHbA1c低下作用・体重減少作用を有することがわかっている（図1，2）[1]。

表1　SGLT2阻害薬の開発状況

一般名	製造・販売会社名	国内開発状況	海外開発状況
イプラグリフロジン	アステラス製薬／寿製薬／MSD	2014年1月17日承認 2014年4月8日薬価算定 2014年4月17日薬価収載・発売	米国：開発中止 欧州：開発中止
ダパグリフロジン	アストラゼネカ／小野薬品	2014年3月24日承認	米国：承認 欧州：承認
ルセオグリフロジン	大正製薬／大正富山医薬品／ノバルティスファーマ	2014年3月24日承認	なし
トホグリフロジン	中外製薬／ロシュ／興和／サノフィ	2014年3月24日承認	米国：第Ⅱ相終了 欧州：第Ⅱ相終了
カナグリフロジン	田辺三菱製薬／ジョンソン＆ジョンソン／第一三共	2013年5月申請	米国：承認 欧州：承認
エンパグリフロジン	ベーリンガーインゲルハイム／イーライリリー	2013年10月申請	米国：申請中 欧州：承認

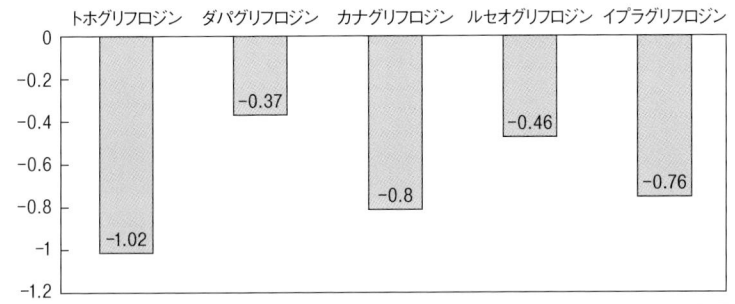

5. SGLT2阻害薬の構造，生体内代謝，血中動態と臨床試験成績　③トホグリフロジン

HbA1c値変化量（%）

	トホグリフロジン	ダパグリフロジン	カナグリフロジン	ルセオグリフロジン	イプラグリフロジン
HbA1c変化量	-1.02	-0.37	-0.8	-0.46	-0.76

推定用量/日	トホグリフロジン 20mg[1]	ダパグリフロジン 5mg[2]	カナグリフロジン 100mg[3]	ルセオグリフロジン 50mg[4]	イプラグリフロジン 50mg[5]
ベースラインのHbA1c(%)	8.35	8.05	8.05	7.77-8.05	8.72*
投与期間（週）	24	12	12	12	16

1) 加来浩平ほか：第56回 日本糖尿病学会年次学術集会, 2013
2) Kaku K et al: Diabetes Obes Metab 15: 432-440, 2013
3) Inagaki N et al: Diabetes Obes Metab 2013 [Epub ahead of print]
4) Seino Y et al: Europran Association for the Study of Diabetes 48th Annual meeting, 2012
5) Kashiwagi A et al: Europran Association for the Study of Diabetes 47th Annual meeting, 2011

図1●　SGLT2阻害薬のHbA1c低下作用

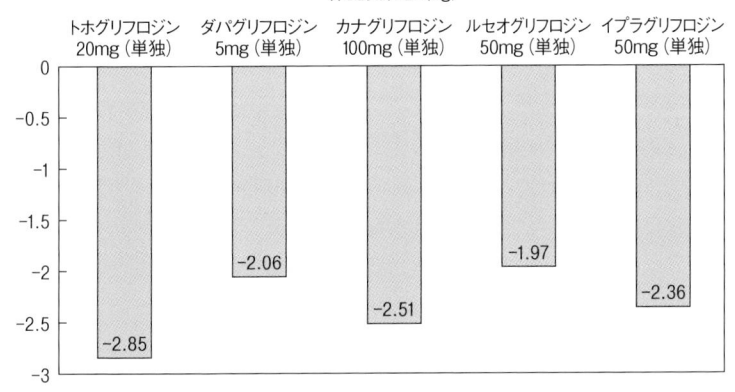

体重変化量（kg）

トホグリフロジン 20mg（単独）	ダパグリフロジン 5mg（単独）	カナグリフロジン 100mg（単独）	ルセオグリフロジン 50mg（単独）	イプラグリフロジン 50mg（単独）
-2.85	-2.06	-2.51	-1.97	-2.36

1) 加来浩平ほか：第56回 日本糖尿病学会年次学術集会, 2013
2) Kaku K et al: Diabetes Obes Metab 15: 432-440, 2013
3) Inagaki N et al: Diabetes Obes Metab 2013 [Epub ahead of print]
4) Seino Y et al: Europran Association for the Study of Diabetes 48th Annual meeting, 2012
5) Kashiwagi A et al: Europran Association for the Study of Diabetes 47th Annual meeting, 2011

図2●　SGLT2阻害薬の体重低下作用

しかし理論的には，SGLT2への選択性が高いほど副作用が少ない可能性が考えられる。例えば，小腸のSGLT1阻害は消化器症状を生じるリスクを高めることが知られており，脳，脊髄などに発現するSGLT6は神経発生やネットワーク構築に関係した輸送体と考えられ，その機能抑制は糖尿病神経障害や中枢神経系疾患と関係することが示唆されている。また，SGLT1阻害はSGLT2阻害薬の低血糖発現頻度に影響を与える可能性もある。SGLT2阻害状態で空腹や運動などにより血糖値が低下した場合，代償的に腎尿細管のSGLT1活性が亢進し，10％程度であったグルコース再吸収率が

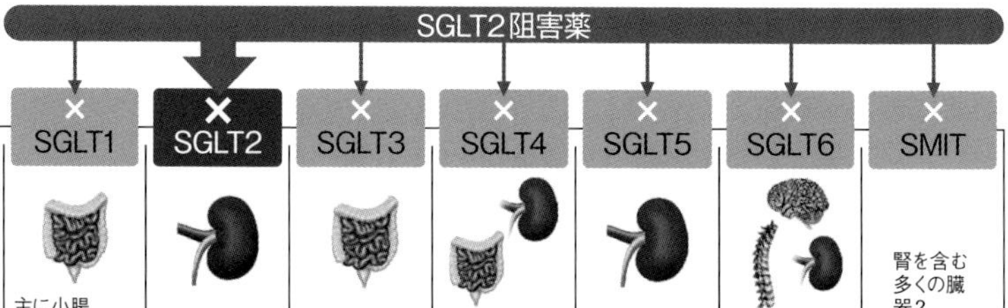

		SGLT1	SGLT2	SGLT3	SGLT4	SGLT5	SGLT6	SMIT
発現部位		主に小腸（その他，腎・気管・心・大腸）	腎	小腸	小腸・腎など	腎	腎・脊髄・脳	腎を含む多くの臓器？
機能		・腸管からのグルコース，ガラクトース吸収 ・腎尿細管でのグルコース再吸収 ・心筋細胞でのグルコース輸送（糖尿病・心筋虚血時の高発現）	・腎尿細管でのグルコース再吸収	・主にグルコースセンサーとして機能？	・マンノース・フルクトースなどの輸送？	・不明（グルコース・ガラクトースの輸送？）	・ミオイノシトール・グルコース輸送	・ミオイノシトール輸送
欠損により生じる病態など		グルコース‐ガラクトース吸収不良による致死的下痢症	腎性糖尿				細胞内伝達物質として機能するミオイノシトールの減少は，糖尿病神経障害や中枢神経系疾患との関連性が示唆されている	
SGLT2選択性*	トホグリフロジン	2900	—	19000	1500	540	6200	28000
	ダパグリフロジン	610	—	190000	3000	210	1300	22000
	カナグリフロジン	290	—	52000	2800	180	200	5600
	ルセオグリフロジン	1600	—	8100	9800	280	220	7800
	イプラグリフロジン	860	—	7700	4500	87	3500	21000

*Suzuki M et al: J Pharmacol Exp Ther 341: 692-701, 2012より引用
ここで示すSGLT2選択性は，各薬剤のSGLT2に対するIC_{50}と各SGLTに対するIC_{50}の比である。数値が大きいほど，そのSGLTに比較してSGLT2への選択性が高く，そのSGLTに対する阻害作用が小さいことを示す。
→の太さは阻害程度の強さを示す。

図3● SGLT阻害薬の選択性
SGLT2阻害薬が作用しうるSGLTファミリーの局在と役割。一般的にSGLT2阻害薬はSGLT2への高い選択性を示すが，一定の濃度により他のSGLTsを阻害する。各SGLTへの選択性は薬剤により異なる。
(Wright EM et al: Physiol Rev 91: 733-794, 2011 および
Suzuki M et al: J Pharmacol Exp Ther 341: 692-701, 2012 を参考に作成)

40％程度となり，糖の再吸収が促進されることが知られているが，SGLT1が阻害されるとこの代償機構が低下すると考えられる．

中外製薬株式会社により開発されたトホグリフロジンは，SGLT2への選択性をより高めることを目的に計画・創製されており，SGLT2への選択性はSGLT1に比較して1×2900倍と極めて高い（図3）[1]．前述のSGLT2選択性の高さは，この薬剤の潜在的な安全性を示すデータといえるかもしれない．

2. トホグリフロジンの臨床成績

トホグリフロジンについては，日本人を対象とした単独24週，52週，併用52週の臨床成績が既に報告されている．食事および運動療法による血糖管理が不十分な2型糖尿病患者に対するトホグリフロジン10mg，20mg，40mgの1日1回24週の単独投与で，HbA1c値はそれぞれ0.80％，1.02％，0.87％低下した（図4）[2]．52週の長期投与でも，20mgまたは40mgで0.67％，0.66％

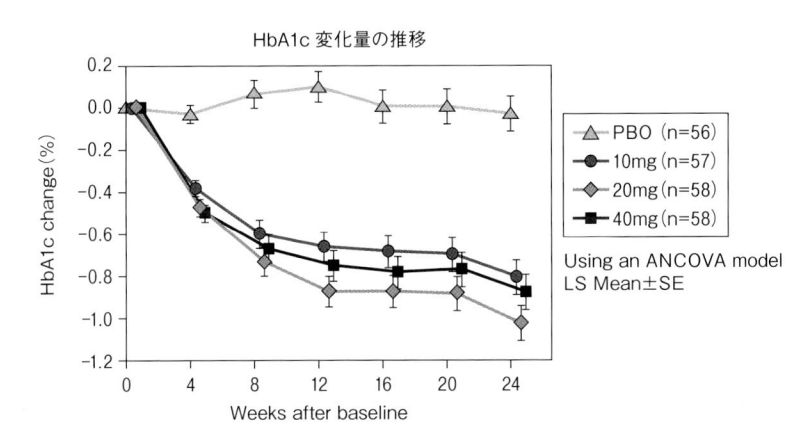

	Baseline	24W Change from BL	PBO subtracted
PBO	8.41％	−0.03％	−
10mg	8.45％	−0.80％	−0.77％
20mg	8.35％	−1.02％	−0.99％
40mg	8.37％	−0.87％	−0.84％

HbA1c: NGSP値

図4●　日本人におけるトホグリフロジンの臨床データ
トホグリフロジンはHbA1cを約1.0％低下させる．

のHbA1c低下が認められ，その効果は減弱することなく長期にわたり維持されていた[3]。各種経口血糖降下薬1剤にトホグリフロジンを追加投与し52週間観察した結果では，HbA1c低下は20mgで0.71～0.84％，40mgで0.80～0.93％であった。この効果は，単独投与時と同様に52週にわたり維持され，減弱は認められていない[13]。なお，HbA1cのみならず，空腹時血糖，食後血糖についても有意な改善効果が報告されている。

体重減少作用については，10mg，20mgおよび40mgの24週単独投与で，それぞれ1.87kg，2.50kg，2.61kgの減少[2]，20mg，40mgの52週単独投与でも3.06kg，3.44kgの減少が得られている[3]。52週の併用においても，20mgで1.64～3.03kg，40mgで2.05～3.88kgの減少であった[3]。

一方，低血糖発現については，10mg，20mg，40mgの24週単独投与で1.7％（1件），0％，1.7％（1件）[2]，52週単独投与では20mgで6.3％，40mgで3.9％と報告されている[3]。他の経口薬との併用では，SU薬との併用ではやや多い傾向が認められたものの，その他ではいずれもほぼ同様の頻度であり，全体として少ないといえるだろう。これは，過剰なグルコースを尿中に排出するという作用機序から，SGLT2阻害薬では高血糖の患者に対しては高い血糖是正の効果を期待できる一方で，高血糖状態にない場合は血糖是正効果が発揮されにくいためと考えられる。

SGLT2阻害薬で特に懸念される副作用として，尿路・性器感染症がある。また，その作用機序から脱水，ヘマトクリットの上昇，長期投与による筋肉量減少に伴うサルコペニア等の増加が懸念され，特に高齢者や，やせ型の2型糖尿病患者に対しては慎重に投与する必要がある。SGLT2阻害薬はこのような点を考慮すると，BMI 25以上の肥満症あるいはメタボリックシンドロームを背景とした2型糖尿病がより適応と考えられ，常に急性の感染症などによる脱水症状等には注意を払う必要があると思われる。SGLT2阻害薬の長期投与時の循環器系への影響は現時点では明確なエビデンスがなく，実施中の長期安全性試験の結果を待たなければならない。

トホグリフロジンは，インスリン作用を介さないユニークな機序を有するため，既存のあらゆる血糖降下薬との効果的な併用が期待できる。特に我々の研究では，トホグリフロジンは尿糖排泄の促進による直接的な血糖降下作用を持つだけでなく，脂肪分解が亢進することで脂肪細胞サイズが

縮小し，脂肪組織量が低下することや，肝臓において遊離脂肪酸の β 酸化が亢進し，同時に脂肪合成が低下することで，結果として肝中性脂肪含量が低下することが認められている[4]。これらの背景から，血糖低下のみならず体重減少やインスリン抵抗性などを改善させる可能性も期待できる。

● 参考文献
1) 門脇孝ほか：新規血糖降下薬 SGLT2 阻害薬のこれからの糖尿病治療における位置づけ. Ther Res 34(11): 1429-1440, 2013
2) 加来浩平ほか：新規 SGLT2 阻害薬 Tofogliflozin の日本人 2 型糖尿病患者における有効性及び安全性の検証―第Ⅱ / Ⅲ相臨床試験結果―. 第 56 回日本糖尿病学会年次学術集会，熊本, 5 月 16-18 日, 2013
3) Tanizawa Y et al: Efficacy and safety of tofogliflozin administered for 52 weeks as monotherapy or combined with other oral hypoglycemic agents in Japanese patients with type 2 diabetes. European Association for the Study of Diabetes (EASD) 49th Annual Meeting, Barcelona, September 23-27, 2013
4) Obata A et al: Tofogliflozin Improves Insulin Resistance as well as Glucose Tolerance by Ameliorating Fatty Liver and Obesity. American Diabetes Association (ADA) 73rd Annual Scientific Sessions, Chicago, IL., June 21-25, 2013

5 SGLT2阻害薬の構造, 生体内代謝, 血中動態と臨床試験成績
④ダパグリフロジン

根本 憲一　　前川 聡

　健常人の腎臓は, 血漿中のグルコースを約100mg/分の速度（1日量144〜180g）で糸球体から濾過し, その99%を近位尿細管より再吸収する。近位尿細管のS1セグメントにはSGLT2（sodium glucose cotransporter-2）と呼ばれる低親和性, 高容量のナトリウム-グルコース共輸送体があり, グルコースの80〜90%が再吸収される。残りの10〜20%は, 近位尿細管のより遠位にあるS2セグメントに存在する, 高親和性, 低容量のSGLT1から再吸収される。

　ダパグリフロジンは, 開発された数あるSGLT2選択的阻害薬の中で, 2012年11月欧州連合においてfirst-in-classとして製造承認された薬剤である。米国でも2010年12月にいち早く承認申請された。しかし臨床試験において, 同剤との因果関係は否定的ではあったものの, 実薬投与群での乳がんおよび膀胱がんの発症頻度の増加により, 2011年7月米国食品医薬品局（FDA）諮問委員会で承認が否決され, 安全性の再評価が必要となり再審査され, 2014年1月承認された。このようにSGLT2阻害薬の中で開発が最も早く, 臨床試験が豊富であるダパグリフロジンについて, 以下に薬剤の特性, 臨床試験結果をまとめる。

1. ダパグリフロジンの構造（図1）

　ダパグリフロジンは, C-グリコシド結合を有するSGLT2阻害薬である。グリコシダーゼにより加水分解を受けにくく, 血中半減期の延長に寄与している。

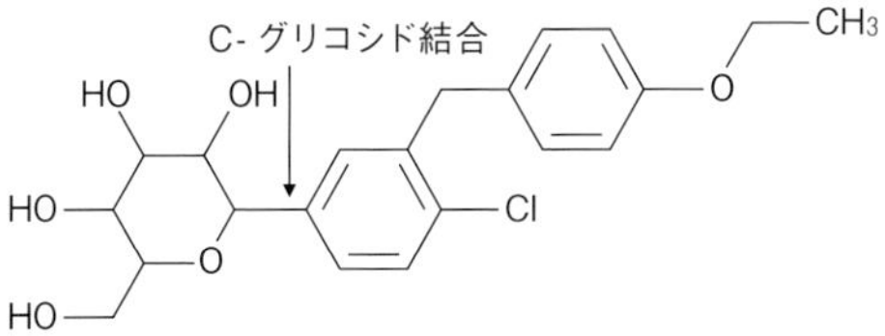

図1● ダパグリフロジンの構造

2. 生体内代謝と血中動態

 *In vitro*では，ヒトSGLT2を競合的に阻害し，IC$_{50}$は1.12nMであり，SGLT1に対するSGLT2への選択性は約1200倍と高く（表1），そのすべての代謝物のSGLT2阻害活性はダパグリフロジンの300分の1未満であったと報告されている[1]。

 *In vivo*のPK/PDはKasichayanulaらにより詳細に報告されている[2]。経口摂取後約1時間で最高血中濃度に達し，t$_{1/2}$は10mg内服で12.9時間であった。バイオアベイラビリティは78％と高く，食事の影響については，空腹時と高脂肪食負荷後内服の血中濃度の比較において，高脂肪食負荷後の内服により最高血中濃度が1時間程度遅れ，Cmaxは30〜45％程度低下したが，AUCや尿糖排泄量には影響はなかった。蛋白結合率は91％であり，肝障害や腎障害を有する患者でも同様であった。分布容積は118Lであり，血管外に分布する可能性が示唆された。また，肝臓および腎臓でUGT1A9により主に代謝され，主代謝産物であるダパグリフロジン3-O-グルクロニドは腎臓で排泄された。併用され得る主な薬剤との臨床上問題となるような薬物相互作用は認められていない。

表1● ダパグリフロジンのSGLT1, 2に対するIC$_{50}$値の種差[1]

	SGLT2 (nM)	SGLT1 (nM)	SGLT1:SGLT2
ヒト	1.12±0.065	1391±7	1242
マウス	2.3±0.6	299±166	130
ラット	3.0±0.5	620±70	207
イヌ	1.6±1.0	698±203	436

38名の外国人の健常人と腎障害患者における検討では，クレアチニンクリアランス（CCr）により腎障害の程度を軽度（51〜80mL/min），中等度（30〜50mL/min），重度（＜30mL/min）に分類すると，腎障害の程度に応じてCmaxとAUCの上昇を認めた．またダパグリフロジン3-O-グルクロニドの血中濃度も腎機能正常例に比べ，それぞれ20，37，52％増加した．また腎グルコースクリアランスはそれぞれ42，83，84％低下し，糸球体濾過能の低下とともに有効性が減弱した．先行発売されている欧州では，2014年1月現在CCr＜60mL/minあるいはeGFR＜60mL/min/1.73m^{2}での使用は認められておらず，腎機能について最低年1回のフォローアップをし，腎機能の低下を認めれば内服を中止することとなっている．本邦では，継続的にeGFRが45未満に低下した場合は投与の中止を検討することとなっている．

　24名の外国人の肝障害患者における検討では，Child-Pugh分類の軽症，中等症，重症に分けたところ，Cmaxはそれぞれ12，12，40％の増加，AUCはそれぞれ3，36，67％の増加にとどまった．したがって軽症，中等症の患者に用量調整は必要ないとされているが，欧州では，重症肝障害患者においては使用経験が少ないため，5mgから開始することとなっているが，本邦では，すべての患者で初回投与量が5mgからとなっており，用量調節については添付文書上記載がなく，慎重投与となっている．

3. 臨床成績

　単独療法，メトホルミン，SU薬，ピオグリタゾン，インスリン，DPP-4阻害薬，GLP-1受容体作動薬併用療法いずれにおいても同程度の血糖降下作用が示されているが，欧州では膀胱がんのリスクが上がるかどうかの長期的な検討がなされていないため，ピオグリタゾンとの併用は推奨されていない．

　Zhang Mらにより報告されたダパグリフロジンのメタアナリシスは，2012年8月までに公表された9つの投与12週以上のランダム化比較試験を基にしており，プラセボに比しHbA1cは平均0.53％低下，空腹時血糖値は平均1.06mmol/L（19.1mg/dL）低下，体重は平均1.63kg低下した[3]．単独療法では低血糖のリスクはなく（リスク比1.44，95％信頼区間0.86-2.41，p=0.17），SU薬やインスリンとの併用時にリスクは増加した（リスク比1.16，

95％信頼区間1.05-1.29，p=0.005）。尿糖排泄量は平均26.98g/g Creであった。血清クレアチニンの増加はなく（平均0.34μmL/L），収縮期血圧は平均3.57mmHg，拡張期血圧は平均1.49mmHg低下し，尿酸値は36.17mmol/L（0.61mg/dL）低下した。副作用として，尿路感染症（リスク比1.33，95％信頼区間1.10-1.60，p=0.004），生殖器系感染症（リスク比3.23，95％信頼区間2.50-4.18，p=0.00001）の増加を認めた。

　Wilding JPらにより報告された[4]，インスリン療法中の2型糖尿病患者808名にダパグリフロジンを併用した二重盲検多施設共同研究（Dapagliflozin 006研究）では，30単位/日以上のインスリン注射あるいは2剤までの経口薬（ほとんどがインスリン単剤かインスリン＋メトホルミン併用）併用している患者（罹病期間13.1～14.2年，インスリン療法期間5.8～6.3年，総インスリン投与量73.7～79.6単位，BMI 33.0～33.4，HbA1c 8.476～8.62％）を対象とし，ダパグリフロジン0，2.5，5，10mgを投与され，104週間継続し，513名が完遂した。期間中血糖値を改善させるために，インスリン投与量はタイトレーションされた。104週間後，プラセボ群では，試験開始時平均それぞれ，HbA1c -0.43％，インスリン+18.3単位，体重+1.8kgであったのに対し，ダパグリフロジン投与群では，HbA1c -0.64～0.82％，インスリン-14.3～19.3単位，体重-0.99～1.50kgと，体重減少や糖毒性解除，インスリン抵抗性改善とともにインスリンの必要量も低下した。

　Lambers Heerspink HJらによる，75名のプラセボ，ダパグリフロジン10mg，ヒドロクロロチアジド25mgの12週間投与後の血漿量と赤血球容積への影響をみた二重盲検のRCT（randomized control trial）では，血圧，体重，GFRの低下，サブ解析で血漿量の減少とレニン-アルドステロンの上昇傾向を認め，ダパグリフロジンの降圧効果作用は，利尿作用による可能性が示唆された[5]。またこの報告では，ダパグリフロジンの降圧効果は日中のみであり，夜間はプラセボと有意差は認めなかった。

　Bolinder Jらは，メトホルミン内服中で血糖コントロール不良な2型糖尿病患者182名においてダパグリフロジン10mgを24週投与することにより，平均でそれぞれ，体重2.08kg，ウエスト周囲長1.52cm減少し，総体脂肪量1.48kg，内臓脂肪量258.4cm³，皮下脂肪量184.9cm³減少したと報告した[6]。また，同一患者のうち2年（102週）間継続した140名の成績では，投与前

値からの血糖降下作用（HbA1c -0.3%）と体重減少効果（-4.54kg），ウエスト周囲長（-5.0cm）と体脂肪量（2.8kg）の減少の維持を認めた[7]。この際，骨代謝マーカーや骨密度に有意差は認めなかった。

Kohan DEらが報告した中等度腎機能低下の2型糖尿病性腎症患者252名の臨床試験では，プラセボ群，ダパグリフロジン5mg群，10mg群の24週投与において，平均HbA1cは，プラセボ群-0.32%，5mg群-0.41%，10mg群-0.44%と統計学的に有意差はなかったが，体重はプラセボ群+0.21kg，5mg群-1.54kg，10mg群-1.89kgと有意差を認め，血圧もダパグリフロジン投与群で低下した[8]。104週後でも，体重は+2.63kg，5mg群-0.34kg，10mg群-1.10kgと，体重減少効果が持続した。血清クレアチニンは，投与後最初の1週間において5mg群で+0.13mg/dL，10mg群で+0.18mg/dL上昇したが，104週間後では変化を認めなかった。この結果から，腎障害患者において血糖低下作用と独立した体重減少，血圧低下効果があるのではないかと考察している。

Merovci Aらが報告した，ダパグリフロジンを2週間投与された2型糖尿病患者における高インスリン正常血糖クランプ法による解析では，ダパグリフロジンにより末梢組織におけるブドウ糖消失は増加したが，肝ブドウ糖産生が増加し，グルカゴン濃度も上昇していた[9]。このことから，SGLT2阻害薬により尿糖排泄が促進することで，糖毒性が解除され，骨格筋におけるインスリン感受性が増加し，糖取り込みが促進する一方で，低血糖を回避させるために，代償的にグルカゴン分泌が増加する可能性が示唆された。

4. 今後の検討課題

1）本邦の第Ⅱ相試験[10]でみられた，HOMAβにより算出した膵β細胞機能改善作用とインスリン抵抗性改善作用は，実臨床で認めうるか，この効果は糖毒性の解除，体重減少や内臓脂肪減少と関係する可能性があり[6,7]，今後より多数症例での前向き試験が期待される。

2）前述した中等度の腎機能障害患者における血糖降下作用や尿糖排泄効果と独立した体重減少や血圧低下効果のメカニズムや，長期投与における腎機能へ及ぼす影響についても今後検討が必要である。

3）ブリットル型や肥満合併 1 型糖尿病や，ステロイド糖尿病など，2 型糖尿病とは異なる病型の糖尿病に対する有用性についてもさらなる検討が期待される。

4）利尿作用による体液量減少によってもたらされるレニン-アルドステロン系に及ぼす影響について，糖尿病合併高血圧症の第一選択薬である ACE 阻害薬や ARB 内服中の患者に腎障害の増悪や高カリウム血症などの有害事象が生じないか，実臨床でのさらなる安全性を含めた検討が必要である。

5）SGLT2 阻害により，グルコースの再吸収は 90% 阻害されるはずであるが，ダパグリフロジン 20mg 投与にて，尿糖排泄量は 60g/日であり，実際には 30〜50% 程度しか排泄できない計算となり，最大量の 500mg を投与しても排泄量に変化を認めていない。この理由として，Liu JJ らは次の 9 つの理由を可能性として挙げている[11]。

①SGLT2 阻害薬による競合的阻害が SGLT2 の存在するところで局所のグルコース濃度を上昇させ，効果を減弱させている可能性

②以前の報告以上に，他の SGLTs や GLUTs がグルコースの再吸収に対しより大きく関わっている可能性

③解剖学的に SGLT2 阻害薬が SGLT2 と結合しにくい可能性

④高い蛋白結合率により SGLT2 阻害薬の糸球体濾過が減り，尿細管腔の薬物濃度が SGLT2 を阻害するほどには到達していない可能性

⑤SGLT1 や他の GLUTs のアップレギュレーションが阻害効果を相殺している可能性

⑥腎分泌が，SGLT2 の存在するところへ SGLT2 阻害薬の多くを運ぶのに寄与しており，腎分泌の飽和がその部位への SGLT2 阻害薬の移行を制限している可能性

⑦SGLT2 阻害薬が SGLT2 の遠位から分泌されるため阻害できない可能性

⑧近位尿細管での SGLT2 の発現が *in vitro* の SGLT2 発現細胞より高く，*in vitro* で見積もられたより高濃度の SGLT2 阻害薬が *in vivo* では必要となる可能性

⑨近位尿細管での SGLT2 阻害薬の過剰な再吸収が SGLT2 阻害を制限している可能性

この論文の後に，Abdul-Ghani MA らは，単に SGLT1 が SGLT2 の代わ

りに尿糖排泄を代償しているためであり，より強力に尿糖排泄を促進するためには，SGLT1を部分的に阻害するSGLT阻害薬が必要であると主張している[12]．SGLT2阻害薬の*in vitro*での阻害率と尿糖排泄効果の解離について，今後の検討が待たれる．

今後これらの臨床的課題を検討するとともに，SGLT2阻害薬が2型糖尿病治療において，どのような位置づけになるか，さらなる臨床試験の集積が必要である．

●参考文献

1) Tirmenstein M et al: Nonclinical toxicology assessments support the chronic safety of dapagliflozin, a first-in-class sodium-glucose cotransporter 2 inhibitor. Int J Toxicol 32(5): 336-350, 2013
2) Kasichayanula S et al: Clinical pharmacokinetics and pharmacodynamics of dapagliflozin, a selective inhibitor of sodium-glucose co-transporter type 2. Clin Pharmacokinet 53(1): 17-27, 2014
3) Zhang M et al: Dapagliflozin treatment for type 2 diabetes: a systematic review and meta-analysis of randomized controlled trials. Diabetes Metab Res Rev 30(3): 204-221, 2013
4) Wilding JP et al: Dapagliflozin in patients with type 2 diabetes receiving high doses of insulin: efficacy and safety over 2 years. Diabetes Obes Metab 16(2): 124-136, 2014
5) Lambers Heerspink HJ et al: Dapagliflozin a glucose-regulating drug with diuretic properties in subjects with type 2 diabetes. Diabetes Obes Metab 15(9): 853-862, 2013
6) Bolinder J et al: Effects of dapagliflozin on body weight, total fat mass, and regional adipose tissue distribution in patients with type 2 diabetes mellitus with inadequate glycemic control on metformin. J Clin Endocrinol Metab 97(3): 1020-1031, 2012
7) Bolinder J et al: Dapagliflozin maintains glycaemic control while reducing weight and body fat mass over 2 years in patients with type 2 diabetes mellitus inadequately controlled on metformin. Diabetes Obes Metab 16(2): 159-169, 2014
8) Kohan DE et al: Long-term study of patients with type 2 diabetes and moderate renal impairment shows that dapagliflozin reduces weight and blood pressure but does not improve glycemic control. Kidney Int 85(4): 962-971, 2014
9) Merovci A et al: Dapagliflozin improves muscle insulin sensitivity but enhances endogenous glucose production. J Clin Invest 124(2): 509-514, 2014
10) Kaku K et al: Efficacy and safety of dapagliflozin as a monotherapy for type 2 diabetes mellitus in Japanese patients with inadequate glycaemic control: a phase II multicentre, randomized, double-blind, placebo-controlled trial. Diabetes Obes Metab 15(5): 432-440, 2013
11) Liu JJ et al: Why Do SGLT2 inhibitors inhibit only 30-50% of renal glucose reabsorption in humans? Diabetes 61(9): 2199-2204, 2012
12) Abdul-Ghani MA et al: Novel hypothesis to explain why SGLT2 inhibitors inhibit only 30-50% of filtered glucose load in humans. Diabetes 62(10): 3324-3328, 2013

SGLT2阻害薬の構造，生体内代謝，血中動態と臨床試験成績
⑤カナグリフロジン

稲垣 暢也

1. カナグリフロジンの構造

　本邦で開発中のSGLT2阻害薬は，すべてC-グリコシド誘導体であるが，カナグリフロジンのSGLT1に対するSGLT2選択性は約158倍と，他の選択的SGLT2阻害薬と比較して小さい。海外試験において，カナグリフロジン投与により，グルコース吸収の一過性遅延による急峻な血糖上昇の抑制，GLP-1の分泌増加が報告されており[1]，これは消化管内の薬物濃度が一過性に上昇することで消化管局所のSGLT1を一時的に阻害する可能性を示唆している。

2. カナグリフロジンの薬物動態

　2型糖尿病患者にカナグリフロジン（25，100，200および400mg）を1日1回14日間反復経口投与したとき，カナグリフロジンは投与後速やかに吸収され，$t_{1/2}$の平均値は約12～16時間であった[2]。血中からの主な消失経路はグルクロン酸抱合代謝および胆汁排泄であり，尿中への排泄は1%未満であった。

　2型糖尿病患者では腎尿細管におけるSGLT2の発現が亢進しており，腎糖排泄閾値（RTg）が上昇することが知られている[3]。カナグリフロジンは，腎糖排泄閾値を用量および曝露量依存的に低下させ，400mg投与時で最大で90mg/dLまで低下させた[2]。

3. カナグリフロジンの臨床試験成績

1) 有効性

日本人の2型糖尿病患者を対象とした用量設定試験の結果，カナグリフロジン50，100，200，300mgおよびプラセボを1日1回12週間投与した際のHbA1c変化量は，それぞれ-0.61，-0.80，-0.79，-0.88および+0.11%であり，いずれの用量でもプラセボよりも有意なHbA1c低下が認められた。また，空腹時血糖値と食後2時間血糖値のプラセボに対する変化量は，それぞれ-35.3〜-21.7mg/dLおよび-38.3〜-31.6mg/dLであり，空腹時と食後の両方の血糖低下が確認された。体重変化量は，50，100，200，300mgおよびプラセボでそれぞれ，-1.98，-2.51，-2.39，-3.19および-0.78kgであり，いずれの用量でもプラセボよりも有意な体重減少が認められた[4]。また，海外臨床試験では，カナグリフロジンによる24時間を通した血糖低下作用も認められている（図1）[5]。

海外で実施されたメトホルミンで血糖コントロール不良の2型糖尿病患者を対象としたグリメピリド（6または8mg/日まで漸増）との比較試験の結果，52週後のHbA1c変化量においてカナグリフロジン100mgはグリメピ

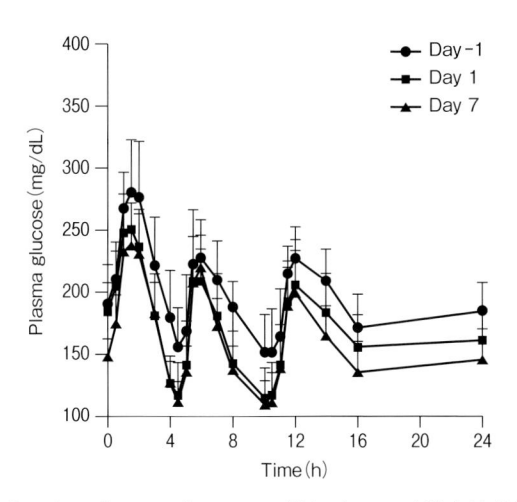

図1 カナグリフロジン100mg投与時の24時間血糖値推移
（文献5より引用）

リドに対して非劣性が，300mgは優越性が認められた。また，本試験ではDXA（二重エネルギーX線吸収測定法）と腹部CTを用いて体重減少に関して検討され，カナグリフロジンによる体重減少の2/3は脂肪の減少によるものであり，さらに皮下脂肪より内臓脂肪の減少が大きいことが示された[6]。この試験の継続試験において，2年間のHbA1c低下および体重減少の維持が報告されている[7]。カナグリフロジンによる膵β細胞機能の改善も報告されており[8,9]，SGLT2阻害薬は，膵β細胞に直接作用せずに血糖値を低下させる糖毒性軽減により，膵に対する負担を軽減する可能性が考えられ，その結果長期にわたる血糖コントロールの持続が期待できる。いずれの臨床試験においても，糖尿病合併症の危険因子である収縮期血圧および脂質（HDLコレステロール，中性脂肪）の改善が認められた[6,8,9]。

　SGLT2阻害薬の標的臓器は腎臓であり，尿中グルコース排泄量は血糖値と糸球体濾過量に依存することから，SGLT2阻害薬の有効性は腎機能が低下した患者では減弱することが推測される。eGFR（推算糸球体濾過量）が30〜50mL/min/1.73m^{2}の中等度腎機能障害を有する2型糖尿病患者を対象とした海外プラセボ対照試験の結果，26週後のHbA1c変化量のプラセボとの差は，カナグリフロジン100mgで-0.30%，300mgで-0.40%であり，いずれの用量でもプラセボに対して有意なHbA1c低下が認められたが[10]，その効果は腎機能障害が軽度か正常な患者よりも小さかった。米国では，eGFRが45mL/min/1.73m^{2}以上の患者へのカナグリフロジンの投与が認められており，eGFRが継続的に45mL/min/1.73m^{2}を下回った場合に投与中止が推奨されている。

2）安全性

　SGLT2阻害薬は，尿中グルコース排泄作用から，性器および尿路感染症の発現リスクや浸透圧利尿に起因した血液量減少に関わる有害事象の発現の可能性がある。国内では1600名以上，海外では9000名以上の2型糖尿病患者において，安全性についてプラセボおよび現行治療薬と比較検討された。性器感染症は，男女共に対照群と比較して発現率増加が認められたが，程度は軽度から中等度で，抗真菌薬で管理可能であった[4,6,9]。海外の安全性統合解析では，尿路感染症の発現率は，対照群6.7%に対して，100mg群で8.2%，300mg群で8.1%と，カナグリフロジンによるわずかな発現率増加が

認められたが，上部尿路感染症の報告はわずかであった[8]。起立性低血圧や体位性めまい等の血液量減少に関わる有害事象の発現率は，対照群2.4%に対して，100mg群で3.2%，300mg群で4.6%と，カナグリフロジンによるわずかな発現率増加が認められており，高齢者，中等度以上の腎機能障害およびループ利尿薬使用がカナグリフロジンによる血液量減少のリスクファクターであると考察されている[8]。

SGLT2阻害薬はインスリンを介さない血糖低下作用機序を有し，カナグリフロジンにより低下したRTgは90mg/dL程度であり[2]，RTgを下回る血糖値では尿中グルコース排泄はほとんど起こらないことから，カナグリフロジン単独投与時の低血糖のリスクは低いと考えられる。メトホルミン併用下での低血糖発現率は，グリメピリド34%に対して，カナグリフロジン100mgで6%，300mgで5%と有意に少なかった[6]。しかしながら，インスリンやスルホニル尿素薬といったインスリン分泌促進薬との併用では，低血糖の発現率が高くなる報告もあることから[11,12]，これらの薬剤とカナグリフロジンを併用する際には，必要に応じて併用薬の用量の減量等の対応を考慮する必要がある。

海外では，心血管系疾患（CV）の既往またはハイリスク患者を対象としたCVアウトカム試験が実施中であり，進行中の本試験を含む海外第Ⅱ／Ⅲ相試験のCVメタ解析が実施されている。CVメタ解析では，MACE（心血管死，非致死性心筋梗塞，非致死性脳卒中）に不安定狭心症による入院を加えたMACEプラスによるイベント評価が実施された。MACEプラスイベントの全対照群に対するカナグリフロジン群のハザード比は0.91（95%信頼区間：0.68-1.22）であり，米国FDAによる「新規糖尿病治療薬の心血管系疾患発症リスク評価に関する新基準」で承認前に求められている95%信頼区間の上限1.8未満であった[8]。これらの結果から，2013年3月にSGLT2阻害薬クラスとして米国において初めて販売が許可され，欧州では同年11月に承認された。

●参考文献
1) Polidori D et al: Canagliflozin lowers postprandial glucose and insulin by delaying intestinal glucose absorption in addition to increasing urinary glucose excretion: results of a randomized, placebo-controlled study. Diabetes Care 36(8): 2154-2161, 2013
2) 酒井正樹ほか：腎糖排泄閾値を指標とした新規SGLT2阻害薬Canagliflozinの日本人2型糖尿病患者におけるPK/PDモデリング. 糖尿病 55 (suppl1): S-365, 2012
3) DeFronzo RA et al: The role of the kidneys in glucose homeostasis: a new path towards normalizing glycaemia. Diabetes Obes Metab 14(1): 5-14, 2012
4) Inagaki N et al: Efficacy and safety of canagliflozin in Japanese patients with type 2 diabetes: a randomized, double-blind, placebo-controlled, 12-week study. Diabetes Obes Metab 15(12): 1136-1145, 2013
5) Devineni D et al: Pharmacokinetics and pharmacodynamics of canagliflozin, a sodium glucose co-transporter 2 inhibitor, in subjects with type 2 diabetes mellitus. J Clin Pharmacol 53(6): 601-610, 2013
6) Cefalu WT et al: Efficacy and safety of canagliflozin versus glimepiride in patients with type 2 diabetes inadequately controlled with metformin (CANTATA-SU): 52 week results from a randomised, double-blind, phase 3 non-inferiority trial. Lancet 382(9896): 941-950, 2013
7) Cefalu WT et al: Canagliflozin demonstrates durable glycemic improvements over 104 weeks versus glimepiride in subjects with type 2 diabetes mellitus on metformin. Diabetes 62 (suppl1A): LB18, 2013
8) FDA Briefing Document NDA 204042 Invokana (canagliflozin) Tablets Endocrinologic and Metabolic Drugs Advisory Committee Meeting January 10, 2013
http://www.fda.gov/downloads/advisorycommittees/committeesmeetingmaterials/drugs/endocrinologicandmetabolicdrugsadvisorycommittee/ucm336236.pdf
9) Stenlöf K et al: Efficacy and safety of canagliflozin monotherapy in subjects with type 2 diabetes mellitus inadequately controlled with diet and exercise. Diabetes Obes Metab 15(4): 372-382, 2013
10) Yale JF et al: Efficacy and safety of canagliflozin in subjects with type 2 diabetes and chronic kidney disease. Diabetes Obes Metab 15(5): 463-473, 2013
11) Rosenstock J et al: Effects of Canagliflozin added on to basal insulin +/- other antihyperglycemic agents in type 2 diabetes. Diabetes 62 (suppl1): A280, 2013
12) Fulcher G et al: Canagliflozin in subjects with type 2 diabetes mellitus inadequately controlled on sulfonylurea monotherapy: a CANVAS substudy. Diabetes 62 (suppl1): A292, 2013

SGLT2阻害薬の構造，生体内代謝，血中動態と臨床試験成績

⑥エンパグリフロジン

川浪 大治　　宇都宮 一典

はじめに

　エンパグリフロジンは，SGLT1よりもSGLT2に対し約2500倍の高い選択性を有するSGLT2阻害薬である。エンパグリフロジンは近位尿細管のSGLT2を阻害することによりブドウ糖を尿中に排泄させて血糖値を低下させるのみならず，体重や血圧を低下させることが示されており，糖尿病治療の新しい選択肢として期待されている。本項ではエンパグリフロジンの薬物動態（pharmacokinetics: PK），薬力学（pharmacodynamics: PD）およびエンパグリフロジンの臨床的有用性について概説し，今後の展望を述べる。

1. エンパグリフロジンのPK/PD

1) 健常者における検討

　Sarashinaらは日本人健常者におけるエンパグリフロジンのPKおよびPDを検討し，報告した[1]。この第Ⅰ相試験では48名の健常日本人男性（20～35歳，BMI 18～25kg/m^2）を対象に，プラセボ群との二重盲検法によりエンパグリフロジン1，5，10，25，100mg群に割り付けて投与試験が行われた。

　その結果，エンパグリフロジンは経口投与後，ピーク血中濃度に達するまでの時間（Tmax）は1.25～2.5時間であり，$t_{1/2}$は7.76～11.7時間であった。投与後24時間での平均尿糖排泄量はエンパグリフロジンの用量依存性に増加し，19.6～74.3gであった[1]。エンパグリフロジンの投与を受けた36名中7名に軽度の消化器症状を認めたが，低血糖は認められなかった[1]。

2) 2型糖尿病患者における検討

Heiseらは内服をしていない，あるいはチアゾリジン誘導体以外の単剤もしくは2剤併用投与を受けている2型糖尿病患者78名に対しエンパグリフロジン（10, 25, 100mg）を4週間投与し，PKおよびPDの検討を行った[2]。

その結果，すべての用量においてTmaxが1.5時間，$t_{1/2}$は単回投与の場合，8.2-8.8時間であった．投与開始6日後に定常状態に達し，定常状態（投与開始28日後）での$t_{1/2}$が13.2-16.5時間であった．最高血中濃度（Cmax）および血中濃度-時間下曲線（AUC）はエンパグリフロジンの用量依存性に増加した（表1）．また，投与開始24時間後の尿糖排泄量は各々の用量において74g，90g，81gであり，この効果は試験終了時まで維持された（図1）．尿糖排泄量と尿量に相関は認められなかった．

副作用の発現頻度については，プラセボ群とエンパグリフロジン群において大きな差はなかったが，最も多い副作用は消化器症状であり（プラセボ群12.5% vs. エンパグリフロジン10mg群で6.3%，25mg群で25%，100mg群で26.7%），そのほかは頻尿がプラセボ群（6.3%）に比べ，エンパグリフロジン群（10〜12.5%）で有意に上昇した．しかしながら，低血糖はみられなかった[2]．

3) 腎機能障害におけるエンパグリフロジンのPK/PD

Machaらは腎機能低下がエンパグリフロジンのPKおよびPDに及ぼす影響

表1 2型糖尿病患者におけるエンパグリフロジンのPK

Parameter	単回投与時			定常状態		
	Empagliflozin, 10mg	Empagliflozin, 25mg	Empagliflozin, 100mg	Empagliflozin, 10mg	Empagliflozin, 25mg	Empagliflozin, 100mg
AUC$_{0-24 (r, ss)}$ (nmol·h/l)	1550 (16.2)	3930 (22.9)	15900 (21.2)	1870 (15.9)	4740 (21.2)	18700 (25.2)
C$_{max (ss)}$ (nmol/l)	309 (45.2)	722 (20.0)	2630 (25.8)	259 (24.8)	687 (18.4)	2390 (28.1)
T$_{max (ss)}$ (h)*	1.5 (1.0-2.5)	1.5 (0.8-2.0)	1.5 (0.8-3.0)	1.5 (1.0-4.0)	1.5 (0.8-3.0)	1.5 (0.8-6.0)
t$_{1/2 (ss)}$ (h)	8.8 (13.0)	8.2 (14.9)	8.7 (18.7)	13.2 (44.7)	13.3 (32.6)	16.5 (47.9)
fe$_{0-24 (ss)}$ (%)	12.5 (24.0)	13.3 (24.5)	13.7 (34.1)	18.3 (25.0)	17.8 (17.8)	17.5 (28.3)
CL$_{R, 0-24 (r, ss)}$ (mL/min)	30.1 (25.1)	32.4 (28.1)	33.0 (39.3)	37.0 (31.1)	36.2 (26.3)	36.5 (35.2)

CmaxおよびAUCは用量依存性に増加する．定常状態は投与開始28日後に測定した数値である．
fe：尿中排泄率，CLR：腎クリアランス （文献2より改変引用）

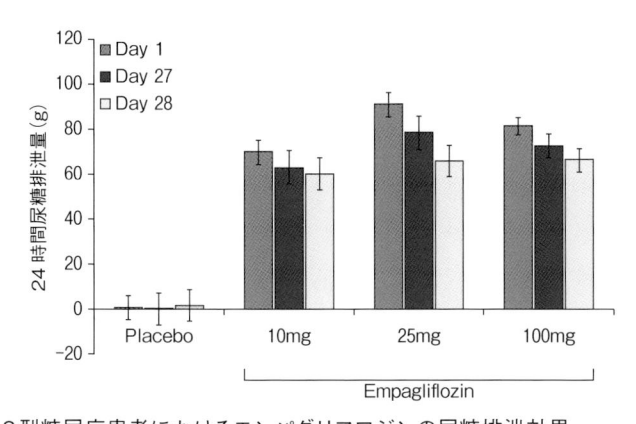

図1 2型糖尿病患者におけるエンパグリフロジンの尿糖排泄効果

(文献2より改変引用)

を検討するため，eGFR＞90mL/min/1.73m^{2}を正常腎機能群とし，腎機能低下の程度により軽度（60〜89mL/min/1.73m^2），中等度（30〜59mL/min/1.73m^2），重度（＜30mL/min/1.73m^2）および透析療法が必要な末期腎不全の4グループに分けてエンパグリフロジン50mgの投与試験（第Ⅰ相）を行った。

その結果，平均Tmaxは正常腎機能群では1時間であったのに対し，腎機能低下群では2〜2.5時間と遅れた。t$_{1/2}$は正常腎機能群で20時間であったが，腎機能低下群では28時間であり，半減期の延長がみられた。腎機能低下が進行するにつれて腎クリアランスは低下した。健常群と比べ，Cmaxは軽度〜重度腎機能低下群では変化がみられなかったが，末期腎不全群では20%程度の増加を認めた。AUCは腎機能低下の進行とともに18%（軽度），20%（中等度），66%（重度）および48%（末期腎不全），正常腎機能群よりも増加した。尿糖排泄量は腎機能低下によって著明に低下した（図2）。

エンパグリフロジン投与後24時間での尿糖排泄量は，正常腎機能群では97.6gであったのに対し，腎機能低下群では61.6g（軽度），55.7g（中等度），18.2g（重度）であった。末期腎不全に至るとその値は0.8gにまで低下していた[3]。尿糖排泄は腎血流に依存するため，PDとしては低い結果がもたらされたものと解釈することができるであろう。副作用についても腎機能低下によって頻度は上昇しなかった[3]。

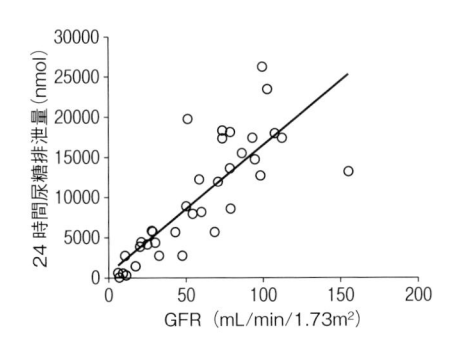

図2 腎機能とエンパグリフロジンの尿糖排泄効果の相関
エンパグリフロジンの尿糖排泄効果は腎機能低下の進行とともに低下する。
(文献3より改変引用)

4) 肝機能障害におけるエンパグリフロジンのPK/PD

並行して,MachaらはChild-Pugh分類A,B,Cの肝機能障害を有する群と健常群に対してエンパグリフロジン50mgの投与試験を行いPK/PDの検討を行った(第Ⅰ相)[4]。CmaxとAUCの幾何平均値の比(geometric ratio: GMR)は肝機能障害患者においては健常群と比べて最大75%まで増加したものの,2倍以上になることはなかった。これら肝機能障害に伴うGMRに対する影響はCmaxよりもAUCに対する方が大きかった。さらに,エンパグリフロジンのTmaxおよび$t_{1/2}$は肝機能障害によって影響されないことが示された。

以上より,肝機能障害によりエンパグリフロジンの投与量調節を行う必要がないことが示唆された。また,副作用についても肝機能障害によって頻度が上昇することはなかった[4]。

2. エンパグリフロジンの臨床的効果

多国間・多施設共同研究によって,2型糖尿病患者を対象としたランダム化比較試験が実施されている(第Ⅱ相)[5]。内服治療を受けていない,もしくは単剤での治療(チアゾリジン誘導体,GLP-1受容体作動薬,インスリンを除く)を受けている2型糖尿病患者(HbA1c 6.5〜9%)約400名をプラセボ群,エンパグリフロジン5mg群,10mg群,25mg群およびメトホ

ルミン群に割り付けて12週間の投与が行われた。

その結果，HbA1cはプラセボ群（+0.1%）であったのに対しエンパグリフロジン群では5mg（-0.4%），10mg（-0.5%），25mg（-0.6%）であった。メトホルミン群では-0.7%であった。体重についてはプラセボ群では-0.75kgであったのに対しエンパグリフロジン群では5mg（-1.81kg），10mg（-2.33kg），25mg（-2.03kg）とエンパグリフロジンで体重減少効果を認めた。

以上の結果から，短期投与試験ではあるが，エンパグリフロジンはすべての用量において血糖コントロール改善と体重減少効果をもたらすことが示された。副作用については，尿路感染症がプラセボ群で1.2%，エンパグリフロジン群で1.6%であった。また，性器感染症についてはプラセボ群では0%だったのに対し，エンパグリフロジン群では2%であった[5]。

3. エンパグリフロジンと他剤との併用療法

メトホルミンおよびスルホニル尿素（SU）薬の投与を受けているがコントロール不十分（HbA1c 7～10%）である2型糖尿病患者に対し，エンパグリフロジンの追加投与試験が実施された（EMPA-REG METSU試験）[6]。この試験では約660名がプラセボ群，エンパグリフロジン10mg群，同25mg群に割り付けられ，24週間これらの薬剤の投与を受けた。HbA1cの低下に関してはプラセボ群では-0.17%であったのに対し，エンパグリフロジン10mg群では-0.82%，同25mg群では-0.77%と有意な低下を認めた。さらに体重減少もプラセボ群では-0.39kgであったのに対し，エンパグリフロジン10mg群では-2.16kg，同25mg群では-2.39kgと有意な体重減少効果が認められた。血圧の変化について見てみると，収縮期血圧がプラセボ群では-1.4mmHgであったが，エンパグリフロジン群では10mgで-4.1mmHg，25mgで-3.5mmHgと有意な低下が認められた（図3）。しかしながら，エンパグリフロジンは拡張期血圧を低下させなかった[6]。以上の結果から，エンパグリフロジンはSU薬やメトホルミンと併用することで血糖コントロールを改善させるだけではなく，体重や血圧の低下作用をもたらし，有用な治療法となることが示唆された。

EMPA-REG PIO試験[7]では，ピオグリタゾン単独療法もしくはピオグリタゾン+メトホルミン併用療法を受けている2型糖尿病患者（HbA1c 7～

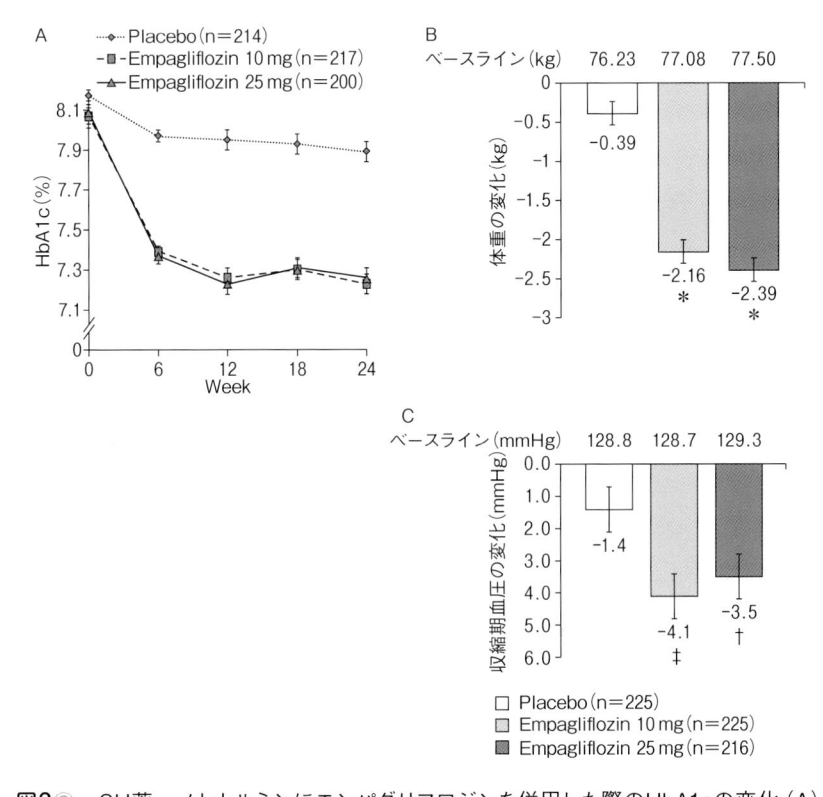

図3 SU薬，メトホルミンにエンパグリフロジンを併用した際のHbA1cの変化（A）と体重の変化（B），血圧の変化（C）

（文献6より改変引用）

10%）に対しエンパグリフロジンの追加投与によって得られる効果について検討を行った。約500名の対象患者をプラセボ群，エンパグリフロジン10mg群，同25mg群に割り付け，24週間にわたりこれらの薬剤の投与を行った。HbA1cの低下はエンパグリフロジン10mg群では-0.6%，25mg群では-0.7%であった。体重の減少はエンパグリフロジン10mg群では-1.62kg，25mg群では-1.47kgであり（図4），ピオグリタゾン，メトホルミンあるいは両者併用下でのエンパグリフロジンの追加投与の有用性が証明された。低血糖の頻度はエンパグリフロジン群では1.2-2.4%であったのに対し，プラセボ

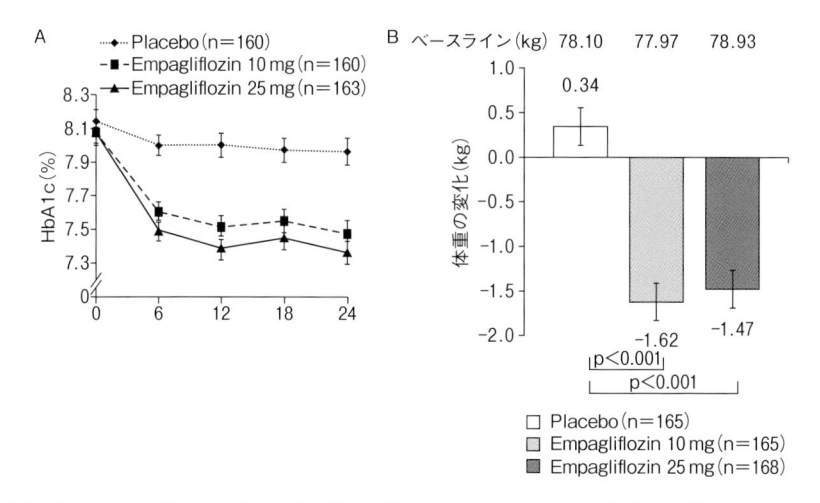

図4 エンパグリフロジンをピオグリタゾン±メトホルミンに追加投与した際のHbA1cの変化（A）と血圧の変化（B）

(文献7より改変引用)

群では1.8%であった[7]。

EMPA-REG METSU試験およびEMPA-REG PIO試験の結果から，SU薬，メトホルミン，ピオグリタゾンの投与を受けていてコントロール不十分な2型糖尿病患者に追加する薬剤として，エンパグリフロジンが重要な選択肢である可能性が示された。

4. エンパグリフロジンとDPP-4阻害薬の比較試験

EMPA-REG MONO試験[8]では，内服またはインスリン治療を受けていない2型糖尿病患者（HbA1c 7〜10%）約900名をプラセボ群，エンパグリフロジン10mg群，同25mg群，シタグリプチン100mg群の4つの群に割り付けて24週間の投与試験を行った。HbA1cの低下はプラセボ群と比較してエンパグリフロジン10mg群では-0.74%，同25mg群では-0.85%，シタグリプチン群では-0.73%であった。体重に関してはプラセボ群で-0.33kgであったのに対し，エンパグリフロジン10mg群では-2.26kg，同25mg群では-2.15kgであった。この一方で，シタグリプチン群では体重減少が認められ

なかった。この試験では収縮期血圧の変化についても比較検討しているが，プラセボ群では-0.3mmHgであったのに対しエンパグリフロジン10mg群では-2.9mmHg，同25mg群では-3.7mmHgであった。シタグリプチンに血圧低下作用は認めなかった。また，目標血圧である130/80mmHgに達した割合はエンパグリフロジン10mg群では26.7%，同25mg群では30.8%であり，プラセボ群（13.1%），シタグリプチン群（18.2%）に比べ有意に高い達成率を示した。副作用についても，エンパグリフロジン投与によって消化器症状や尿路・性器感染症の頻度はプラセボ群と比較して上昇せず，低血糖は1%未満であり忍容性・安全性についても問題がなかった[8]。

　これらの結果は，エンパグリフロジンが内服治療を受けていない2型糖尿病患者に対し有力な内服治療の選択肢となり得ることを示唆している。

おわりに

　これまでに述べてきたように，エンパグリフロジンはその高いSGLT2への選択性と尿糖排泄・血糖降下作用にとどまらず，体重や血圧の低下をもたらすことが示されている。これらの好ましい作用により，他の薬剤の作用が効果的に発揮されることが期待される。その反面，尿糖排泄が腎血流に依存するため，CKDのステージが進行した患者での効果は期待できないうえ，潜在的腎機能低下患者では尿量増加・脱水に伴う腎機能悪化に留意が必要である。今後は薬剤の作用機序・特性を考慮しながら個々の病態に応じた併用療法の実践が求められる。その選択肢としてのSGLT2阻害薬の位置づけを模索していくことが重要な課題である。また，エンパグリフロジンの有効な作用が心血管イベントや細小血管症の抑制につながるのかについても十分に検証される必要がある。

● 参考文献

1) Sarashina A et al: Safety, tolerability, pharmacokinetics and pharmacodynamics of single doses of empagliflozin, a sodium glucose cotransporter 2 (SGLT2) inhibitor, in healthy Japanese subjects. Drug Metab Pharmacokinet 28(3): 213-219, 2013
2) Heise T et al: Safety, tolerability, pharmacokinetics and pharmacodynamics following 4 weeks' treatment with empagliflozin once daily in patients with type 2 diabetes. Diabetes Obes Metab 15(7): 613-621, 2013
3) Macha S et al: Pharmacokinetics, safety and tolerability of empagliflozin, a sodium glucose cotransporter 2 inhibitor, in patients with hepatic impairment. Diabetes Obes Metab. doi: 10.1111/dom.12183, 2013
4) Macha S et al: Pharmacokinetics, pharmacodynamics and safety of empagliflozin, a sodium glucose cotransporter 2 (SGLT2) inhibitor, in subjects with renal impairment. Diabetes Obes Metab 16(3): 215-222, 2014
5) Ferrannini E et al: A Phase IIb, randomized, placebo-controlled study of the SGLT2 inhibitor empagliflozin in patients with type 2 diabetes. Diabetes Obes Metab 15(8): 721-728, 2013
6) Häring HU et al: EMPA-REG METSU Trial Investigators: Empagliflozin as add-on to metformin plus sulfonylurea in patients with type 2 diabetes: a 24-week, randomized, double-blind, placebo-controlled trial. Diabetes Care 36(11): 3396-3404, 2013
7) Kovacs CS et al: on behalf of the EMPA-REG PIO™ trial investigators: Empagliflozin improves glycaemic and weight control as add-on therapy to pioglitazone or pioglitazone plus metformin in patients with type 2 diabetes: a 24-week, randomized, placebo-controlled trial. Diabetes Obes Metab. doi: 10.1111/dom.12188, 2013
8) Roden M et al: on behalf of the EMPA-REG MONO trial investigators: Empagliflozin monotherapy with sitagliptin as an active comparator in patients with type 2 diabetes: a randomised, double-blind, placebo-controlled, phase 3 trial. The Lancet Diabetes & Endocrinology 1(3): 208-219, 2013

SGLT2阻害薬の安全性

柏木 厚典

　SGLT2阻害薬は，体重減少効果を確実に期待できる血糖降下薬として，これまでの薬剤とは異なる特徴を有する経口血糖降下薬である。さらに，その血糖低下効果は血糖値に依存した効果で，単剤投与では基本的に低血糖は起こらないと考えられる。しかし，食後血糖値とともに，空腹時血糖値が低下することより，SU薬，グリニド薬やインスリンとの併用では，低血糖のリスクが高まることが予想される。SGLT2阻害薬の安全性は以下の点にまとめられる。

　1) 尿糖増加に伴う浸透圧利尿による口渇，多尿，頻尿と軽度の脱水，2) 尿糖増加に伴う尿路感染症，性器感染症，外陰部掻痒症，3) 血中・尿中電解質の異常，4) 尿中へのエネルギー喪失に伴う，脂肪酸遊離と肝臓でのケトン体合成の増加，5) 骨格筋からのアミノ酸遊離の亢進によるサルコペニア（骨格筋蛋白の分解），6) 腎機能障害患者への投与による腎障害の進展の有無，7) 低血糖，8) 心血管イベントのリスク，9) その他がん発症，骨折のリスクの亢進の可能性について概説する（図1）。

1. 脱　水

　尿糖量は非糖尿病者で約60g/日程度，糖尿病患者では高血糖状態にもよるが，通常100g/日まで増加する。そのため自覚症状としては，投与初期の副作用として頻尿，夜間尿，多尿などを自覚する症例が相対的に多いが，投与を続けると軽減することが多い。イプラグリフロジンの臨床試験においてそれら症状の発現頻度は，プラセボ群約2%に対し実薬群では8.9%と高値であった[1]。しかし，脱水の程度はヘマトクリット値で約+2%程度で

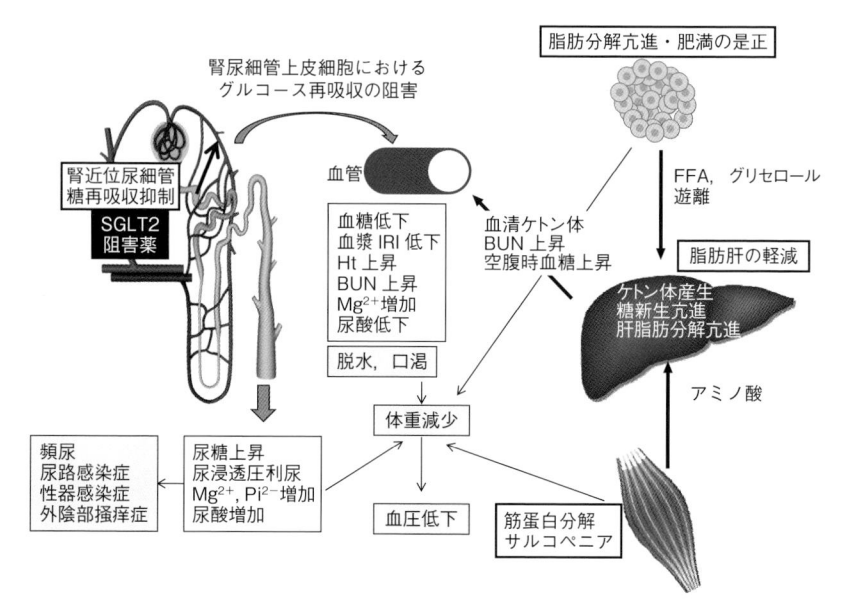

図1 SGLT2阻害薬を使用した場合の検査値異常・副作用発現

軽度であった．わが国での臨床試験における尿量の増加は，対照薬服用者に比べて約200～300mL/日程度増加すると報告されている．しかし海外の成績では，～470mL/日程度の尿量の増加をみる場合があると報告されている[2]．

そこで本薬剤投与時には，脱水対策として少量・頻回の飲水を勧める必要がある．小さなペットボトルの水またはお茶を300mL程度，通常より余分に摂取するのがよいが，この際，清涼飲料水の摂取は望ましくなく，糖の入っていない飲料水が望ましい．また，通常ナトリウムの尿中排泄は増加していないことから，塩分の余分な摂取を進める必要はない．

2. 尿路感染症，性器感染症，外陰部掻痒症

尿中のグルコースが増加し，細菌や真菌の繁殖の母地となる可能性がある．

イプラグリフロジンの臨床試験での尿路感染症の頻度は，プラセボ群で

約2.5%に対して，実薬群では1.9%と有意な増加はみられなかった．しかし性器感染症は，プラセボ群で0.93%に対して実薬群では2.41%と高頻度であった[1]．いずれも軽症で，治療薬に良好に反応し軽快した．

カナグリフロジン投与による尿路感染症は，SU薬に比べて高頻度ではなかった．一方，性器感染症は男女ともSU薬に比べて高頻度であり，特に女性ではSU薬2%に比べて約10〜15%と高頻度であった[3]．

また，ダパグリフロジン投与による尿路感染症もプラセボ群と差がみられなかったという報告もあるが，一般的に4〜12.5%と合併頻度が高値であった．また，性器感染症は7.7〜12.9%と高値であった[4]．

3. 血中，尿中尿酸，電解質の異常

血中，尿中電解質の変化としては，尿中Mg^{2+}，Pi^{2-}の増加がみられた．特にMg^{2+}は血中，尿中ともに増加していることから，浸透圧利尿のみによる尿中排泄だけの機構によるとは考えにくいが，詳細は不明である．

尿中リン排泄が増加しているとの報告があるが[1]，イプラグリフロジン投与時の血清PTHの変動はみられなかった．また，ダパグリフロジン投与にて骨形成，骨吸収のマーカーと骨密度が測定されたが，各々薬剤によってその影響はみられなかった[5]．

ダパグリフロジン[2]，カナグリフロジン[6]の投与にて血清尿酸値の低下が報告されている．尿酸の排泄機構は，糸球体にて濾過されたのち再吸収，尿細管へ分泌され，再度再吸収されることが知られている．浸透圧利尿によりその機構が影響されることが示唆されるが，イプラグリフロジン投与の場合には有意な変動とならなかったことから，薬剤により差がみられる可能性が考えられる．

4. 尿中へのエネルギー喪失に伴う，脂肪酸遊離と肝臓でのケトン体合成の増加

糖尿病患者では，約80〜100g/日の尿糖としてエネルギーを尿中に排泄する．すなわち，食事量が同じなら320〜400kcal/日のエネルギー喪失になる．7000kcalが約1kg脂肪量に相当すると，約20日で体脂肪減少による体重減少が1kgになると考えられる．この脂肪量の減少は，体内からグルコー

スを喪失した状態で，血漿インスリン濃度が減少し，その結果何らかの交感神経系の活性化かホルモン情報の変化によって，脂肪分解が亢進したことによると考えられる．

　カナグリフロジン投与による体組成の変化をグリメピリド投与と比較した試験結果[6]によると，体重がグリメピリドでは1.4%増加するのに比べて，カナグリフロジンでは約5%の体重減少がみられ，その差は明らかであった．さらにカナグリフロジン投与群では，lean body massの減少もみられた．また，CT検査にて内臓脂肪量と皮下脂肪量の変化を検討した結果，両脂肪ともに変化したが，内臓脂肪量でより大きな減少がみられる傾向を示した[6]．この結果，遊離された脂肪酸は肝臓にてケトン体に代謝され，血清ケトン体の増加を認めることになる．現状で血清ケトン体濃度の上昇は平均0.3mEq/L程度で，最高値でも1mEq/L以下であるが，高度のインスリン欠乏の患者に使用する場合には，さらに高値になる可能性があり，今後，その評価が重要な指標になる症例があると推定される．

5. 尿中へのエネルギー喪失に伴う，骨格筋からのアミノ酸遊離（骨格筋蛋白の分解）

　グルコースの尿中への喪失によりインスリン濃度が低下し，脂肪酸が遊離されることから，糖新生が刺激される状態となる．この際，BMIが低い糖尿病患者では，分解される脂肪量が少なく，その代わりに骨格筋蛋白が分解しアミノ酸が遊離され，肝臓で糖新生の基質になることが予想される．その結果lean body massの減少を来す可能性があり，サルコペニアが誘導される[6]．これが進行するとさらに体重減少が進行し，また筋萎縮，インスリン抵抗性，骨折などの原因となる可能性がある．

6. 腎機能障害患者への投与による腎障害の進展の有無

　SGLT2阻害薬の血糖低下効果は，糸球体で濾過されたグルコース量に依存することから，血糖値と腎機能に左右されることが予想される．

　中等度腎機能障害を合併した2型糖尿病患者へのダパグリフロジンの24週間投与の結果では，CKDステージ3A（eGFR 45〜59mL/min/1.73m^2）症例のHbA1c値の基礎値からの変化量は-0.44%であったが，プラセボ群で

−0.32％であり，有意差はみられなかった。また空腹時血糖値の低下も10mg/日投与群でプラセボ群に比べて9mg/dLの低下であったが，有意ではなかった[7]。

さらに高度の腎機能低下者（CKDステージ3B: eGFR 30〜44mL/min/1.73m^2）では，HbA1cは0.05〜0.07％と，このレベルのCKDになるとほとんど血糖降下作用が得られなかった。しかし，体重はCKDの重症度と関係なく約2kg程度減少した。すなわち，血糖低下効果とは別の機構で体重減少を来すことが示唆された。事実，HbA1c低下効果と体重減少効果に強い直線的関連はみられなかった。この場合，血清クレアチニンはダパグリフロジン投与1週間で0.13〜0.18mg/dL上昇するが，その後上昇することはなく，長期間安定化がみられる。

7. 低血糖

プラセボ投与群に比べてSGLT2阻害薬投与群で軽症の低血糖が増加したとの報告はあるが，低血糖によりSGLT2阻害薬の投与が中止となった例はほとんど報告されていない[1,4,8,9]。一般的には，SU薬，グリニド薬およびインスリン治療と併用した場合に低血糖に注意する必要がある。また，メトホルミン単剤投与患者にダパグリフロジンを追加投与したところ，SU薬（glipizide）を追加投与した群に比して低血糖発作は1/10に抑えられたという報告もある[10]。

しかし，ダパグリフロジンとインスリンの併用効果を検討した別の試験では，インスリン量を50％減量したにもかかわらず，プラセボ群に比べてダパグリフロジン（10, 20mg）投与群で高頻度に低血糖が認められたと報告されている[11]。2型糖尿病患者で血糖コントロールを良化するためにインスリン治療を行っている場合，SGLT2阻害薬の併用による低血糖の重症化は臨床的注意事項となる。

8. 心血管イベント

糖尿病患者へ経口血糖降下薬を使用する際の最大の注意点は，十分な血糖降下作用が得られるかどうかとともに，体重増加，低血糖の増加による心血管イベントの発症を誘導しないかという問題である。少なくともSU薬，

グリニド薬，インスリンと併用する以外は，低血糖の問題は極めて低頻度であると考えられる。また体重減少は，単独投与でも，他剤との併用でも1.5〜3kg程度認められ，血圧低下も報告されている。さらに，高血糖により誘導されるインスリン抵抗性はSGLT2阻害薬により軽減し，高インスリン血症も改善することが期待されている。また，血清トリグリセリドの低下，HDLコレステロールの増加が期待されることから，心血管イベントの軽減効果が期待できる。

しかし，本薬剤の場合，浸透圧利尿から脱水が誘導されヘマトクリットの増加がみられることから，軽度の脱水が予想される[1, 3, 4, 6]。わが国の臨床研究でも尿量の増加が示唆されていることから，治療に際しては不足する水分の補給が重要であり，通常300mL/日程度の水分補給をすることにより，脱水を予防できると考えられる。さらに利尿薬を併用している症例，高齢者，夏季の気温上昇時などに本剤を使用するにあたっては，水分補給に十分注意する必要がある。脱水が進行すると，脳梗塞など脳・心血管イベントの発症の原因となる可能性がある。

9. その他の副作用・合併症の可能性

がん[12]，骨折[7] のリスクに関しては，現在のところ明確な因果関係は明らかではないが，今後の多施設共同臨床試験にて評価する必要がある。また，本薬剤では尿中にグルコース，ケトン体が同時に排泄されるため，本剤を服用している患者が意識障害で緊急搬送された際，ケトアシドーシスの有無を診断する場合に誤った判断をしないために，患者の服薬状態を救急医が判断できる工夫，注意喚起をする必要がある。

● 参考文献

1) Kashiwagi A et al: Randomized, placebo-controlled, double-blind glycemic control trial of novel SGLT2 inhibitor ipragliflozin in Japanese patients with type 2 diabetes mellitus. Journal of Diabetes Investigaion (in press).
2) List JF et al: Sodium-glucose cotransport inhibition with dapagliflozin in type 2 diabetes. Diabetes Care 32(4): 650-657, 2009
3) Schernthaner G et al: Canagliflozin compared with sitagliptin for patients with type 2 diabetes who do not have adequate glycemic control with metformin plus sulfonylurea: a 52-week randomized trial. Diabetes Care 36(9): 2508-2515, 2013
4) Ferrannini E et al: Dapagliflozin monotherapy in type 2 diabetic patients with inadequate glycemic control by diet and exercise: a randomized, double-blind, placebo-controlled, phase 3 trial. Diabetes Care 33(10): 2217-2224, 2010
5) Ljunggren Ö et al: Dapagliflozin has no effect on markers of bone formation and resorption or bone mineral density in patients with inadequately controlled type 2 diabetes mellitus on metformin. Diabetes Obes Metab 14(11): 990-999, 2012
6) Cefalu WT et al: Efficacy and safety of canagliflozin versus glimepiride in patients with type 2 diabetes inadequately controlled with metformin (CANTATA-SU): 52 week results from a randomised, double-blind, phase 3 non-inferiority trial. Lancet 382(9896): 941-950, 2013
7) Kohan DE et al: Long-term study of patients with type 2 diabetes and moderate renal impairment shows that dapagliflozin reduces weight and blood pressure but does not improve glycemic control. Kidney Int 85(4): 962-971, 2014
8) Lavalle-González FJ et al: Efficacy and safety of canagliflozin compared with placebo and sitagliptin in patients with type 2 diabetes on background metformin monotherapy: a randomised trial. Diabetologia 56(12): 2582-2592, 2013
9) Ferrannini E et al: A Phase IIb, randomized, placebo controlled study of the SGLT2 inhibitor empagliflozin in patients with type 2 diabetes. Diabetes Obes Metab 15(8): 721-728, 2013
10) Nauck MA et al: Dapagliflozin versus glipizide as add-on therapy in patients with type 2 diabetes who have inadequate glycemic control with metformin: a randomized, 52-week, double-blind, active-controlled noninferiority trial. Diabetes Care 34(9): 2015-2022, 2011
11) Wilding JP et al: A study of dapagliflozin in patients with type 2 diabetes receiving high doses of insulin plus insulin sensitizers: applicability of a novel insulin-independent treatment. Diabetes Care 32(9): 1656-1662, 2009
12) Vasilakou D et al: Sodium-glucose cotransporter 2 inhibitors for type 2 diabetes: a systematic review and meta-analysis. Ann Intern Med 159(4): 262-274, 2013

SGLT2阻害薬の作用と適正使用

門脇　孝

　2型糖尿病患者は依然として増加を続けており，その管理が課題となっている。そうした中，尿糖の再吸収を抑制し，余剰な糖を尿中に排出させて血糖降下作用を発揮するという新しい作用機序を持つSGLT（sodium glucose co-transporter）2阻害薬が臨床使用可能となった。

1. 糖尿病治療の現状と課題

　2013年末に発表となった厚生労働省「平成24年国民健康・栄養調査」によれば，糖尿病予備群（糖尿病の可能性が否定できない者：6.0%≦HbA1c＜6.5%）は2007年の1,320万人から2012年には1,100万人に初めて減少した（図1）。この減少は，特定健診・特定保健指導の実施や日本糖尿病学会，日本糖尿病協会，日本糖尿病対策推進会議などの啓発活動が，ある程度の効果を上げていると捉えることができるのかもしれない。しかし，糖尿病患者（糖尿病が強く疑われる者：6.5%≦HbA1c，または糖尿病と診断され現在治療を受けている者）は，2007年の890万人から2012年には950万人と，その増加にストップをかけることができていないのが現状である

　2012年の糖尿病データマネジメント研究会（JDDM）のデータベースによると，わが国の2型糖尿病患者の特徴として，「高齢化（平均年齢64.9歳）」，「BMIの上昇（平均24.9kg/m^2）」などが挙げられる。肥満や内臓脂肪蓄積を伴うメタボ型の2型糖尿病の増加がうかがわれる。一方，同データベースにおける2型糖尿病患者のHbA1cの平均値は7.06%と，従来と比べてやや改善されている。その要因の一つとして，2009年末より臨床使用可能になったDPP-4阻害薬による治療効果が考えられる。それでも日本糖尿病学会に

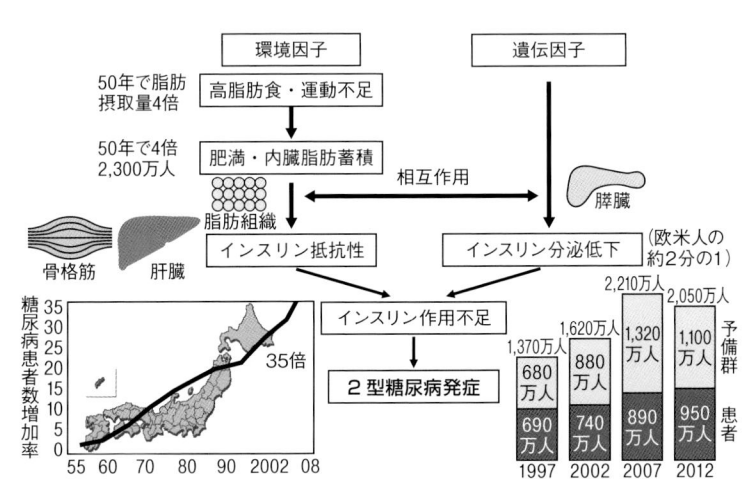

図1 わが国の2型糖尿病増加の背景

よる熊本宣言における合併症予防の目標値HbA1c＜7.0％を平均として達成できていない。HbA1c別に見ても，糖尿病患者全体のほぼ半数にあたる47.1％でHbA1c＜7.0％が達成できておらず，食事・運動療法，さらには経口血糖降下薬，インスリンを組み合わせても，十分な糖尿病治療が行われていないと考えられる。

　糖尿病治療の目標は，血糖値，体重，血圧，血清脂質の良好なコントロール状態の維持により，糖尿病細小血管合併症（網膜症，腎症，神経障害）および動脈硬化性疾患（冠動脈疾患，脳血管障害，末梢動脈性疾患）の発症・進展を阻止し，健康な人と変わらない日常生活の質（QOL）の維持，健康な人と変わらない寿命の確保にある。

　この目標を達成する上で，糖尿病治療の現状に対して，3つの課題が指摘されている。1つ目は「早期・軽症の時期からの血糖管理」の必要性，2つ目は「低血糖を起こさない糖尿病治療」の重要性，3つ目は「肥満や体重増加を起こさないような糖尿病治療」である。今後，こうした3つの課題をクリアする糖尿病治療が求められている。

2. SGLT2阻害薬の作用

　この3課題に答える可能性を有する新たな経口糖尿病治療薬がSGLT2阻害薬である。SGLT2は腎近位尿細管のS1セグメントに発現し，低親和性であるが高い輸送能力を持ち，Na：グルコース比1：1の割合で共輸送し，尿糖再吸収のおよそ90％を担う重要な分子である。残りの10％は腎近位尿細管のS3セグメントに発現しているSGLT1によって担われている。

　もともとフロリジンは尿糖排泄作用を有することが知られていたが，それはSGLT1とSGLT2の両者を阻害するためであった。その後，SGLT2に特異的な阻害作用を有するフロリジン誘導体が開発され現在のSGLT2阻害薬に繋がっている。当初は，専ら非生理的な作用機序と考えられていたが，ヒトや動物モデルにおいて，糖尿病では近位尿細管においてSGLT2が過剰発現することや尿糖再吸収が亢進しているとの知見が得られ，糖尿病の病態における高血糖の発現機構の一部に作用するとも考えられるようになってきた。

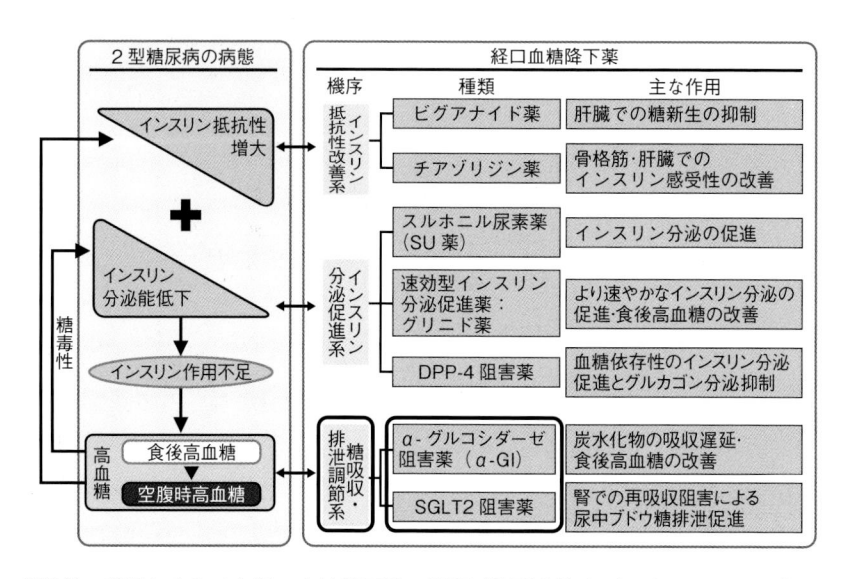

図2 病態に合わせた経口血糖降下薬の選択（糖尿病治療ガイド 2014-2015）

SGLT2阻害薬は腎臓に作用し，経口血糖降下薬の新しい分類によれば（図2），インスリン抵抗性改善系，インスリン分泌促進系とは異なり，インスリン非依存性に血糖降下作用を発揮することから，α-グルコシダーゼ阻害薬とともに糖吸収・排泄調節系と分類され，低血糖や肥満など，インスリンの直接作用による有害事象が発現しにくいことが期待されている．

　私たちの動物実験の成績とSGLT2阻害薬の海外および国内の臨床を照らし合わせ，その作用機序（仮説）を紹介する（図3）．SGLT2阻害薬は尿中にブドウ糖を過剰に排泄する結果血糖が低下し，インスリン値も低下する．インスリン値の低下と生体のブドウ糖不足や体液量減少の結果，交感神経系が活性化し脂肪分解が促進され，脂肪量（内臓脂肪，皮下脂肪）が減少する．その結果，インスリン抵抗性が改善する．同時に，肝臓ではグリコーゲン蓄積の低下，脂肪合成の低下とともに代償性の糖新生亢進が惹

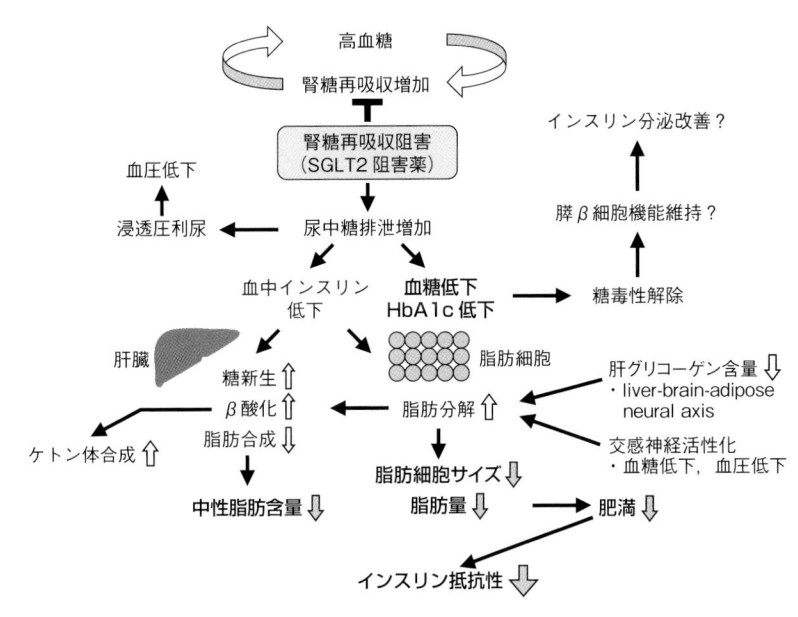

図3 SGLT2阻害薬の作用機序（仮説）

(Obata A, Kubota N, Kadowaki T et al. 投稿中)

起される．また，浸透圧利尿で血圧が低下する．したがって，この薬剤は低血糖のリスクが少ない形で，血糖，肥満，血圧を改善するということで，メタボ型の２型糖尿病の病態を改善する可能性がある．

3. SGLT2阻害薬の注意点

SGLT2阻害薬は，糖尿病治療の現状の課題を解決する上で有用性の高い経口血糖降下薬であると思われるが，新たな機序の薬剤であるため，有害事象のリスク等を十分に考慮した適正使用が望まれる．

先に示した国内臨床試験では，SGLT2阻害薬単独の場合において低血糖は少なかったものの，他剤と併用する場合，SU薬，速効型インスリン分泌促進薬ならびにGLP-1受容体作動薬では低血糖の発現頻度が高い傾向があり，注意が必要である．

最近，Journal of Clinical Investigation誌に発表された２つの成績[1, 2]によれば，SGLT2阻害薬投与時にはグルカゴンが上昇し，代償性の糖新生亢進が認められた（図4）．この場合，グルカゴン分泌を低下させるDPP-4阻害薬やグルカゴン作用に拮抗するビグアナイド薬は，SGLT2阻害薬と併用

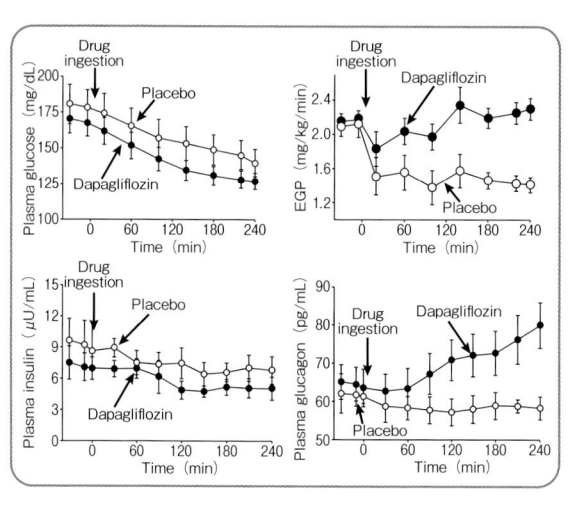

ダパグリフロジン投与によりインスリンが低下する一方グルカゴンが著明に増加しインスリン：グルカゴン比が低下することが糖産生亢進と関連している

⇩

SGLT2阻害薬は糖新生を抑制するDPP-4阻害薬と良い組み合わせ？[3]

図4● SGLT2阻害薬投与時の糖新生亢進
ダパグリフロジンは骨格筋のインスリン感受性を増強するが，肝臓では糖産生が亢進している．
(文献2より)

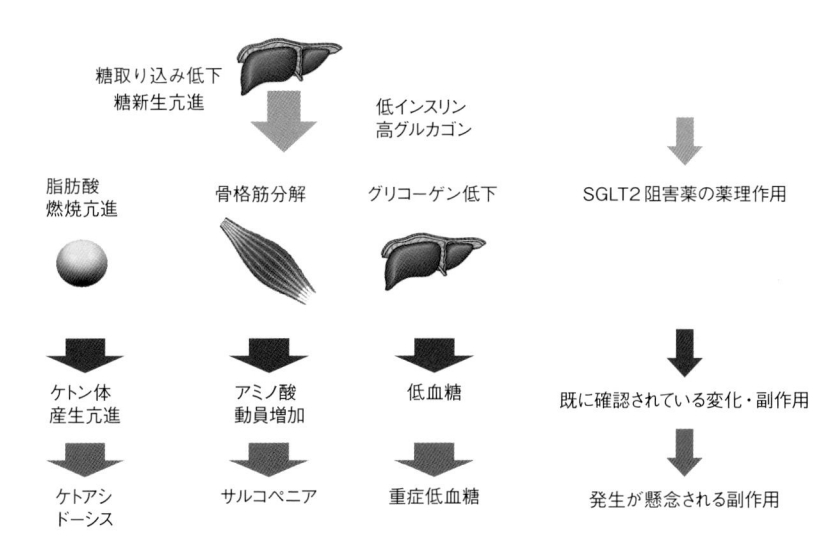

図5 SGLT2阻害薬のリスクと潜在的リスク：代謝の変化に起因するもの

した場合に相乗効果として著明な血糖低下に寄与する可能性がある一方，生体の低血糖防御機構を阻害するという点からは，現時点で低血糖のリスクを否定できず，臨床的には，十分注意が必要である（図5）。

なお，本剤では糖排泄によるカロリーロスにより，脂肪が分解され，グリセロールは糖新生の基質となる一方，脂肪酸は軽度のケトン体上昇がみられるため，インスリン分泌能が非常に低い患者では，ケトアシドーシスに注意する必要がある。ケトン体が体内に蓄積すると細胞障害が生じ，これに脱水が加わると意識障害が生じる危険性もある。また，特に脂肪の少ないやせ型高齢者の場合，筋蛋白が分解されて糖新生に利用される結果，筋肉量が減り，サルコペニアにより身体機能全般の低下が起こる可能性にも要注意である（図5）。

一方で，SGLT2阻害薬による尿糖排出により生じる尿路・性器感染症に関しても注意が必要である。また，尿路感染などが進行し腎盂腎炎を起こすこともあり得る。さらに，一般的にSGLT2阻害薬により脱水，体液量減少が惹起され，低血圧や起立性低血圧の心配もある。脱水に起因すると考

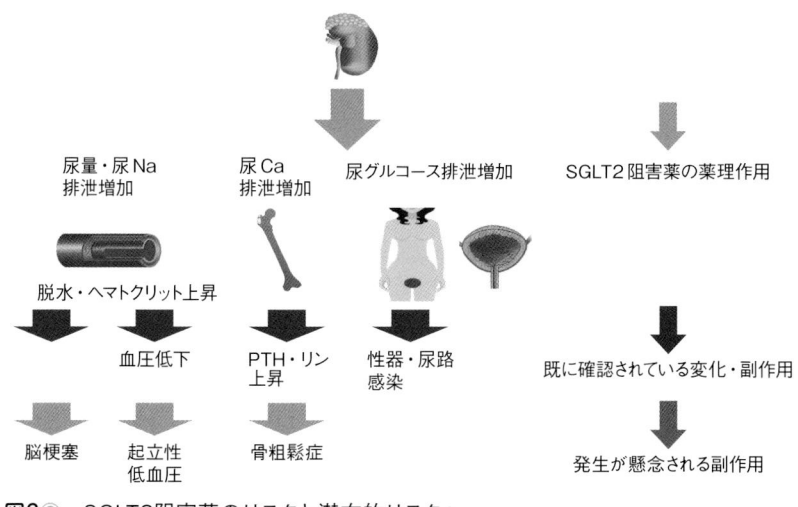

図6 SGLT2阻害薬のリスクと潜在的リスク：
尿グルコース・電解質の変化に起因するもの

えられる平均2%弱のヘマトクリット値の上昇がみられ，夏場や口渇感が乏しい高齢者や利尿薬使用者では，脳梗塞のリスクとなることを念頭に置くべきである．また，近年臨床で大変よく使用されているビグアナイド薬については，高齢や腎機能低下が認められない患者がシックデイや脱水時に重篤な乳酸アシドーシスを起こすことが報告され，ビグアナイド薬の適正使用委員会[4]では，ビグアナイド薬とSGLT2阻害薬による脱水が加わった状態での乳酸アシドーシスのリスクの懸念を注意喚起している（図6）．

4. SGLT2阻害薬の適正使用

SGLT2阻害薬はHbA1c低下作用のほか，体重減少や血圧低下なども期待できる新しい機序を有する薬剤である．比較的若年で肥満を伴う糖尿病では投与を考慮できる．一方，高齢者，腎機能低下者，非肥満例，インスリン分泌低下の強い例，脳梗塞のハイリスク者，利尿薬服用者などに投与する場合には極めて慎重に進める必要がある．特に，脱水になりやすく口の渇きにも気付きにくい高齢者や，過去に脳卒中を起こしたことのある人は，仮に投与する場合にも慎重に使うべきと考えられる．国が製薬会社に対し

て，65歳以上について1年間の追跡調査を指示したのもそのためである．

●参考文献
1) Ferrannini E et al: Metabolic response to sodium-glucose cotransporter 2 inhibition in type 2 diabetic patients. J Clin Invest 124(2): 499-508, 2014 doi: 10.1172/JCI72227
2) Merovci A et al: Dapagliflozin improves muscle insulin sensitivity but enhances endogenous glucose production. J Clin Invest 124(2): 509-514, 2014 doi:10.1172/JCI70704
3) Cefalu WT: Paradoxical insights into whole body metabolic adaptations following SGLT2 inhibition. J Clin Invest 124(2): 485-487, 2014 doi: 10.1172/JCI74297
4) ビグアナイド薬の適正使用委員会：ビグアナイド薬の適正使用に関するRecommendation. 日本糖尿病学会ホームページ
http://www.jds.or.jp/modules/important/index.php?page=article&storyid=20

索 引

◆欧文

AMPK　10

C-グリコシド結合　29, 31

CKD　80

DPP-4阻害薬　74

GLUT　6, 14

　—のアイソフォーム　7

　—の糖輸送機構　6

　—の分子構造　6

GLUT1　8, 16

GLUT2　8, 16

GLUT3　8

GLUT4　8

GLUT5　10

O-グリコシド結合　29, 30

PI3-キナーゼ　9

SGLT　6, 10, 14

　—のアイソフォーム　10

　—の糖輸送機構　10

　—の分子構造　10

　—ノックアウトマウス　18

SGLT1　11, 15, 19

SGLT2　11, 15, 20

　—のグルコース再吸収における役割　17

　—発見の経緯　17

SGLT2阻害薬　28

　—による検査値異常・副作用　78

　—のHbA1c低下作用　51

　—のIC_{50}　32

　—の安全性　77

　—の開発状況　50

　—の機能　29

　—の構造的特徴　29

　—の作用　86

　—の選択性　52

　—の体重低下作用　51

　—の注意点　88

　—の適正使用　90

　—の有用性と安全性　38

T-1095　30

◆あ

安全性　77

遺伝性チロシン血症　24

イプラグリフロジン　31, 33

　—のPK, PD　34, 35

　—の化学構造と生体内代謝　33

　—の副作用　37

　—の臨床試験成績　35

インスリン　9

ウィルソン病　24

運動　9

エンパグリフロジン　31, 68

　　—の PK/PD　68

　　—の併用療法　72

　　—の臨床的効果　71

◆か

外陰部掻痒症　78

家族性腎性糖尿病　17

角ならし　24

カナグリフロジン　31, 63

　　—の安全性　65

　　—の構造　63

　　—の薬物動態　63

　　—の臨床試験成績　64

がん　82

眼脳腎症候群　24

近位尿細管　14

グルコース/ガラクトース吸収不全症　17

グルコース骨格　29

グルコース再吸収機構　15

グルコース滴定曲線　23

経口血糖降下薬の選択　86

ケトン体合成増加　79

高親和性/低容量　14, 17

骨折　82

◆さ

再吸収機構　19

サルコペニア　80

シスチン症　24

小腸　12

腎機能　80

腎近位尿細管　15

心血管イベント　81

腎性糖尿　17, 23, 24

　　—の遺伝子異常　23

腎性尿糖　23

腎尿細管糖輸送体発現異常　25

シンポート　10

性器感染症　78

セルグリフロジン　30

促通拡散（型）輸送　6, 14

◆た

体重減少　79, 80

脱水　77

ダパグリフロジン　31, 56

　　—の構造　56

　　—の生体内代謝と血中動態　57

　　—の臨床成績　58

腸管　11

低血糖　20, 81

低親和性／高容量　14, 17
適正使用　90
電解質異常　79
電気化学的勾配　19
糖質輸送　12
糖新生亢進　88
糖尿病　8, 25
糖尿病治療の現状と背景　84
糖輸送（担）体　6
　　―の構造　7
　　―の発現組織　8
　　―の輸送様式　6
トホグリフロジン　31, 50
　　―のSGLT2選択性　50
　　―の副作用　54
　　―の臨床成績　53

◆な
Na$^+$／グルコーストランスポーター　6
ナトリウム勾配　19
二次性能動輸送　19
二段構えの再吸収機構　19

尿酸異常　79
尿糖　23
尿路感染症　78
妊娠　25
濃縮能力　19
濃度勾配　14, 19

◆は
副作用　78
ファンコニー症候群　24
フロリジン　28
フロレチン　29

◆や・ら
ユニポート　10
ルセオグリフロジン　31, 40
　　―の構造，生体内代謝　40
　　―の忍容性・安全性　46
　　―の薬物動態，薬力学　42
　　―の臨床成績　43
レモグリフロジン　30
ロー症候群　24

糖尿病の新たな治療戦略
SGLT2阻害薬の適正使用を目指して

2014年6月1日 初版第1刷発行

編　集	柏木厚典
発行人	宮定久男
発行所	有限会社フジメディカル出版
	大阪市北区同心 2-4-17 サンワビル 〒530-0035
	TEL 06-6351-0899 ／ FAX 06-6242-4480
	http://www.fuji-medical.jp
印刷所	奥村印刷株式会社

ⒸAtsunori Kashiwagi, printed in Japan 2014
ISBN978-4-86270-151-0

＊ JCOPY ＜(社)出版者著作権管理機構＞
　本書の無断複写は著作権法上の例外を除き禁じられています。
　複写される場合は, その都度事前に, (社)出版者著作権管理機構
　（電話 03-3513-6969, FAX 03-3513-6979, E-mail：info@jcopy.or.jp）
　の許諾を得てください。
＊乱丁・落丁本はお取り替えいたします。
＊定価は表紙に表示してあります。